子どもを
放射能から
守るレシピ
77

境野米子

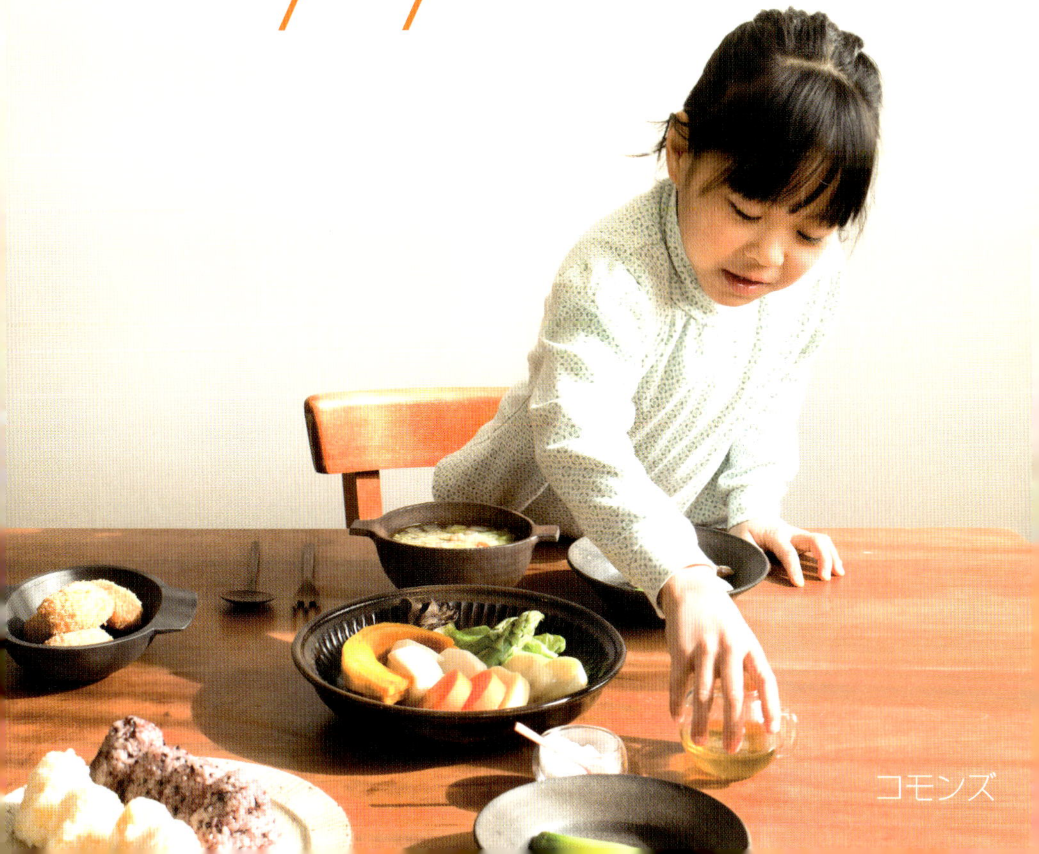

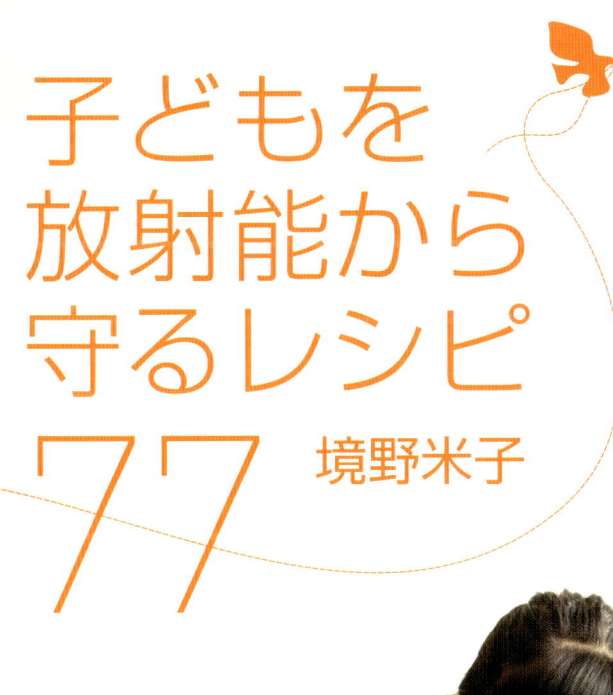

コモンズ

contents

子どもを
放射能から
守るレシピ77

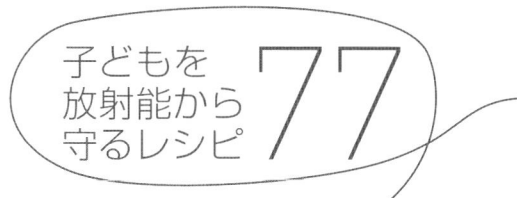

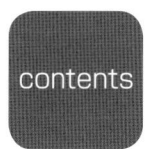

Part 3　放射性物質を減らすメニュー 77

1 チェルノブイリで子どもを守ったメニューに学ぼう

2 煮たり漬けたりして減らそう

3 野菜の力で減らそう

4 発酵食品を食べる

5 雑穀も美味しい

6 体調が悪いときの養生食

はじめに

東日本大震災から１年が経とうとしています。福島の街には、以前とまったく変わらない賑わいが戻ってきました。我が家の美しいたたずまいも、雪に覆われた大地も、元のままです。でも、雪を見れば、雪の放射線量や、毎年早春に摘んでいたふきのとうの放射線量が気になります。同時に、今年は摘めるかもしれないと淡い期待ももつのですが……。

人間の五感にはまったく感じられない放射能との闘いは、多くの人びとの暮らしをむしばみ続けています。福島市郊外の萱葺きの古民家に暮らす私も、その例外ではありません。

これまでは、草を積んだ屋根と古民家の維持が、この家に惚れ込んだ人間の責務と思い、ありったけのエネルギーと多くのお金を注いできました。しかし、屋根の放射線量も、軒下に積み上げていた薪の放射線量も高く、囲炉裏が室内の汚染源になってしまいました。囲炉裏で木を燃やさなければ、萱屋根はもちません。仕方なく、古民家の維持はあきらめました。

小さな畑の堆肥に活用していた草や枯れ葉も、積んでおけば放射線量を上げるホットスポットになります。泣く泣く、ごみとして捨てました。畑はもうつくりません。敷地で採れる50種類を超える漢方薬を作る植物も、もう摘めません。去年は、梅も柿も椎茸も山菜も採りませんでした。豊かな暮らしのすべてが奪われたと思えてなりません。

１月末、次女の出産後の暮らしを助けるために東京へ行きました。風は冷たいとはいえ、毎日朝から晩まで青い空が広がっています。洗濯物や布団が干せるって、幸せです。暮らしているところによって、お天道さまの恵みは大きく異なることを、あらためて実感しました。

放射性物質は、豊かな自然に囲まれた街や、春の山菜や秋のキノコ狩りなど自然の恵みを喜び楽しむ野山に降り注ぎました。しかも、そこは東京電力福島第一原子力発電所の電気の恩恵を受けていない地域です。この不条理に言葉は不用です。ただ、ただ、この大地に暮らす人たちの希望の灯をともし続けるひとりでありたいと願っています。

　この世に産まれ、すくすくと育っている赤子に日々向き合っていると、放射性物質という、とてつもない毒物を背負わせてしまったことが、悔やまれてなりません。申し訳ない気持ちで、いっぱいです。感受性が高い子どもたちだけは、放射性セシウムが自然崩壊(風化)するまで、何としても守らねばなりません。そして、おとなたちが子どもたちを守る方法を共有し、子どもたちに伝え、さらに孫たちへと伝え続けていかなければなりません。

　そこで私は、食べものに含まれる放射性物質を少しでも減らす技をまとめようと考えました。調理や洗い方の工夫、食材の選び方、ふだんから心がけておきたい免疫力の高め方や放射性物質を早く排出させる方法など、私たち一人ひとりにできることがあります。それをふまえたレシピ集をつくりたいと熱望していましたが、今回コモンズの大江正章編集長のおすすめもあり、上梓できたことは、望外の喜びです。

　なお、料理の分量は４人前です。野菜・米・魚などの洗い方や下準備はパート１の11～17ページで説明したので、パート３では省略しました。また、パート２には、放射能に関する基礎知識をできるだけわかりやすく整理しました。あわせて読んでいただければと思います。

　最後になりますが、撮影、デザイン、調理、編集にご尽力をいただきました、永野佳世さん、月乃南さん、境野理さん、大江編集長に伏して御礼を申し上げます。ありがとうございました

2012 年2月

境野米子

basic

調理の基本と下準備

❶計量カップ

1カップ200ml、炊飯用のみ1カップ180ml。

❷だし汁

だしは昆布でとります。

＊一般的な方法

①昆布10g、水3カップを鍋に入れ、4時間くらいおく。

②火にかけて沸騰したら弱火にして、昆布を取り出す。

＊便利な方法

ビンに昆布20gと水5〜6カップを入れておき、浸け汁をだしとして使い、なくなったら水を足す。夏は冷蔵庫で保存。5〜6回使ったら昆布を汁に入れて食べ、新しい昆布を入れる。

昆布だしは強いうまみはありませんが、体にやさしいさらりとしたうまみです。子どもを小さいときから強い化学調味料のうまみで育てていると、その味しか美味しいと思わない味覚が育ってしまいます。小さいころから、素材そのものの美味しさを感じる味覚を育てるために、昆布だしがおすすめです。

また、昆布にはヨウ素やミネラルが多く含まれています。放射性物質の不安がある今日では、日常的にヨウ素やミネラルを体内に入れて、放射性のヨウ素やセシウムが体に吸収されにくいようにしておくことも、心がけてください。

❸水の量

汁物の量は3〜5カップと、かなり幅があります。できるだけ多くの具を入れた汁を多めに作ってほしいと思うからです。具だくさんの汁は、おかずにもなります。ほかに納豆や豆腐があれば、栄養的にも食事の満足度からも十分です。一人暮らしの方や、食事の支度に時間がかけられない家庭でも、具だくさんの味噌汁は作っていただきたいと願っています。

❹切り方

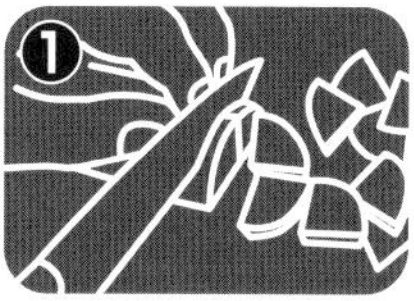

❶イチョウ切り：大根や人参などを縦に４つ割りにし、端から切る。イチョウの葉の形のようになる。

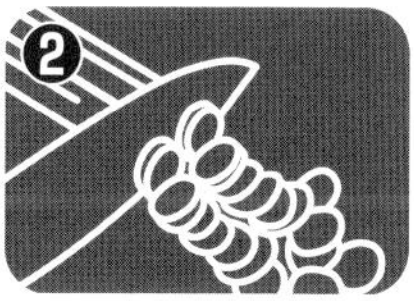

❷小口切り：ねぎやキュウリなどを端から一定の厚さ（2～5mm）で切る。

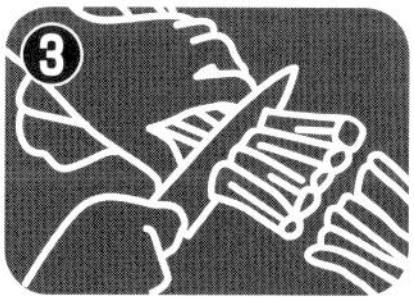

❸ザク切り：キャベツ、白菜、小松菜などを幅４～５cm でザクザク切る。子どもには、３～４cmと、やや小さめに切るほうがよい。

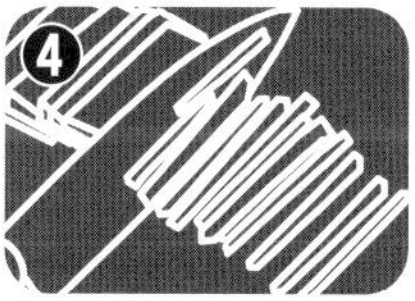

❹せん切り：大根やキャベツなどを長さ4～5cmに切り、繊維に沿ってさらに細く糸状に切る。

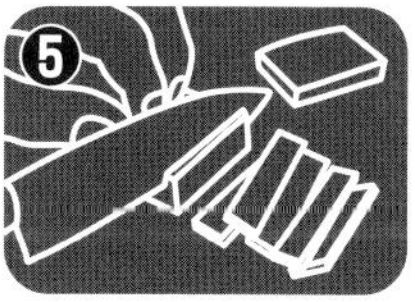

❺短冊切り：長さ４～５cm の輪切りにした大根などを縦1cm の厚さに切り、さらに縦に薄く切る。平たい長方形の形になる。

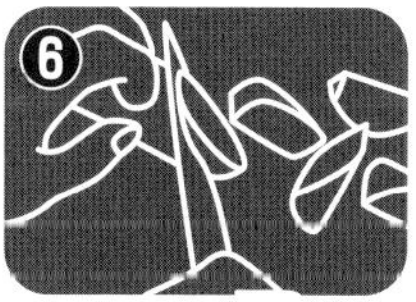

❻乱切り：キュウリや人参など細長い野菜を手前に回しながら、斜めに包丁を入れていく。形は不ぞろいだが、切り口が多いので味がしみ込みやすく、煮物に向く。

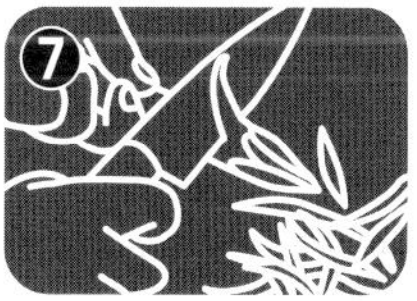

❼ささがき：ごぼうなどを鉛筆を削るような要領で、薄く細く削る。

❺落としぶた

煮物をするとき、鍋より一回り小さい木製のふたを材料の上に直接のせる。材料に味が同じようにいきわたり、美味しく煮られるし、煮崩れも防げる。キッチンペーパーでも応用できる。

PART 1

放射性物質を減らす食生活

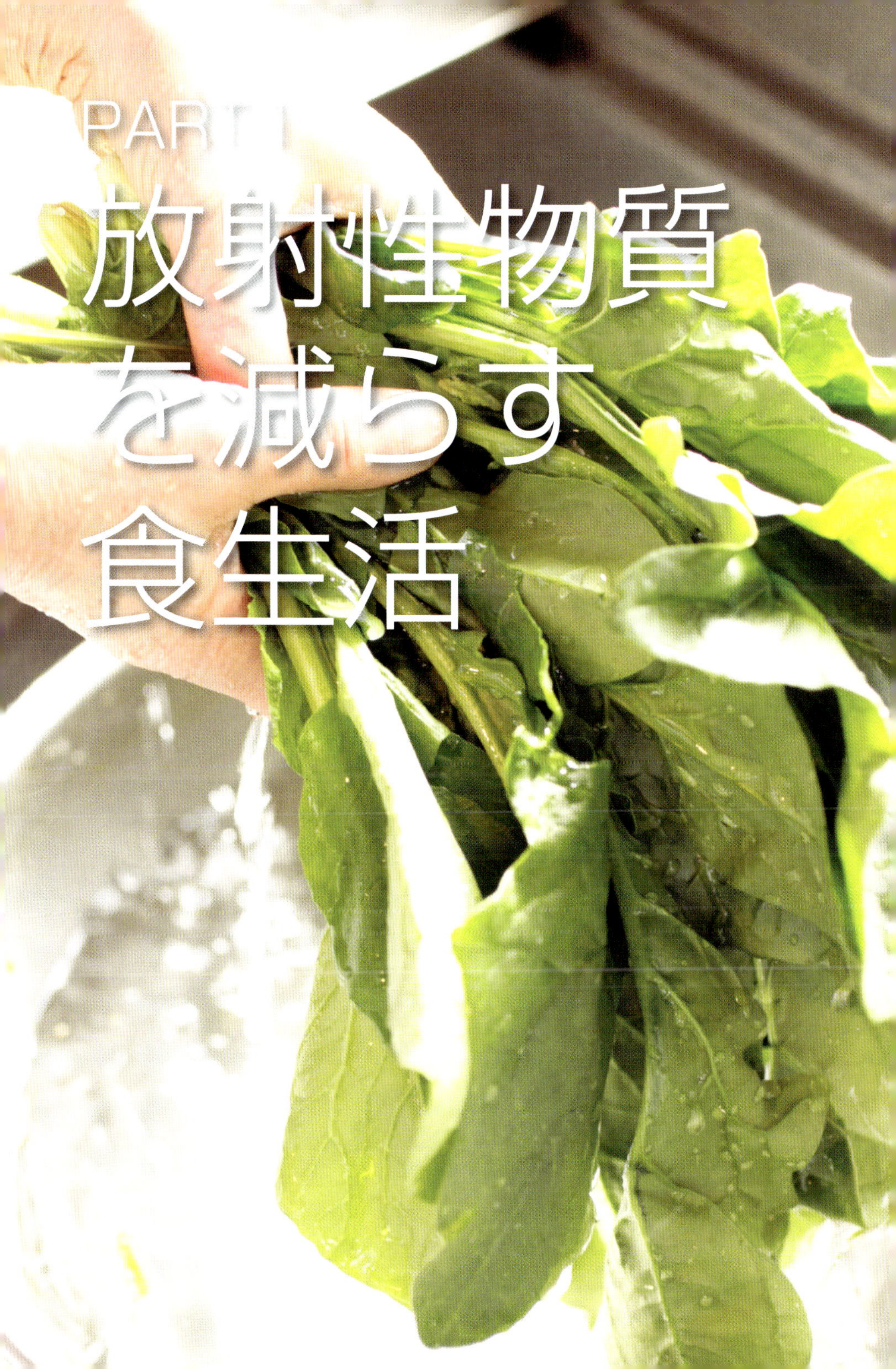

1 産地と種類で減らす

子どもや若い人たちは、汚染が少ない地域で栽培された野菜や米、獲れた魚や海草を選んでください。野菜や米ならば九州産や北海道産、魚や海草ならば日本海産や、カナダ・ノルウェーなどの海外産です。本当は地産地消や国内産がよいのですが、しばらくの間は仕方ありません。

そして、汚染が報道された食べものは買わないことです。たとえば肉を食べるときは、放射性物質が検出された稲わらや牧草によって汚染された牛肉ではなく、鶏肉や豚肉にします。

また、何が放射性物質に汚染されやすいかを知っておくことも大切です。そうしたものを買う場合は、産地をよく調べましょう。以下に汚染されやすいものをあげておくので、参考にしてください。

❶牛乳

1986年に原子力発電所の事故が起きたウクライナ(旧ソ連)のチェルノブイリでは、汚染地域の牛乳を飲んだ子どもたちが内部被曝し、ガンになったと言われている。

❷山菜・キノコ・木の実

長期にわたって汚染されることが、チェルノブイリの経験でわかっている。

❸魚の内臓

放射性物質が蓄積されやすい。しらす干し、ワカサギ、塩辛などは避ける。

❹海草・貝類

移動しないので、汚染されやすい。

❺カラシナ、クレソン、キャベツ、パセリ、ヨモギ、大根、ジャガイモ、さつまいも

土壌から放射性物質を吸収しやすい。

❻穀物のぬかや胚芽

放射性物質が蓄積しやすい。玄米より白米のほうが無難。

2 調理で減らす

付着したセシウムなどの放射性物質は、調理する際の工夫で減らすことができます。その基本は、よく洗い、皮をむくことです。そして、以下の①～⑨を組み合わせれば、かなり減らせます。たとえばグリーンピースの場合、酢で洗い、煮沸して、アク抜きすると、セシウムは50%、ストロンチウムは70%減りました。

❶泥を落とす

放射性物質は土や農作物に付いています。だから、土はできるだけ室内に持ち込まないようにしなければなりません。泥付きの野菜は、庭や玄関で泥を落とすか、可能であれば外の水道で洗い流しましょう。

❷水で洗う、水に浸ける、水を取り換える

水は非常に優れた洗浄力をもっています。しかし、放射性物質は普通の洗い方ではなかなか減りません。しかも、水に浸けておくと再びついてしまいます。確実に減らすには、よく洗ったうえで1時間は水に浸け、その間に水を2～3回取り換えましょう。洗うときは、レタスやほうれん草などは歯ブラシ、トマトやキュウリ、ピーマン、大根、ジャガイモ、人参などはタワシを使います(15･16ページ参照)。

表1　水洗いによる放射性物質の減少(除去)率

食　材	放射性物質	減 少 率
キュウリ・なす	ストロンチウム	50～60%
レタス	セシウム	42～66%
イチゴ	セシウム	36%
ほうれん草	セシウム	59～79%
キハダマグロ	セシウム	50%
貝・海老	ストロンチウム	10～30%

❸皮をむく

大根、人参、ジャガイモ、リンゴ、桃などは、皮をむくと減らせます。皮ごと食べる場合が多いかぼちゃやさつまいもは、これからは皮をむきましょう。セシウムの減少率は、ジャガイモ36%、人参55%、桃97%です。

❹酢水に浸ける

２%の酢水に１時間浸けて、水を2〜3回取り換えると、キュウリはセシウムを85%、キャベツとレタスはストロンチウムを30〜60%減らせます。肉や魚にも応用できます。

❺ぬかを取る

放射性物質はモミやぬか、胚芽に多く蓄積します。白米にするとセシウムが65%、ストロンチウムは60〜90%減少し、それをとぐとストロンチウムはさらに50%減少します。小麦の減少率はセシウム・ストロンチウムともに20〜50%です。

❻塩を利用する

塩水に浸けたり塩漬けにすると減らせます。肉や魚をすぐに食べたいときは、２%程度の塩水に１時間浸けて、水を２〜３回取り換えましょう。すぐに食べないときは、魚の重さの３〜４倍の塩に漬けて保存すると、セシウムが37〜44%減ります。食べるときに、水に浸けて塩抜きしてください。また、魚の３倍の量の塩水に１〜２回浸けるとセシウムが82〜94%、貝や海老を３%の塩水で洗うとストロンチウムが30〜70%減ります。

❼ゆでる

かなりの量の放射性物質が減らせます。ジャガイモや人参は皮をむき、細かく切ってからゆでるほうが効果的です。減少率を以下に示します。

ほうれん草や春菊——セシウムとヨウ素 50〜95%

ブロッコリー——セシウム 95%、ストロンチウム 70〜90%

ジャガイモ(皮をむき丸ごと)——セシウム 25%、ストロンチウム 24〜64%

人参(皮をむき丸ごと)——セシウム 40%

キノコ(冷水から加熱沸騰した湯で)——セシウム 88〜98%

肉や魚(1〜2%の塩を入れた湯で)——セシウム 35〜56%

スパゲティ——セシウム 70〜80%

❽焼く

牛肉に重さの 0.6%の塩を振りオーブンで焼くとセシウムが 28%、カワマスに重さの 1.3%の塩を振りオーブンで焼くとセシウムが 16%減ります。

❾魚の内臓を取る

放射性物質は魚の内臓に集まりやすいので、内臓を除くと減らすことができます。除去率は、ニシンやタラで 42〜83%です(ラドンの場合)。イカはワタを、サンマは内臓を取りましょう。

(参考)原子力環境整備センター「食品の調理・加工による放射性核種の除去率」1994 年。

3 食材別の減らし方

(1) 基本的な考え方

野菜や肉などの放射性セシウム測定値が公表されていても、みなさんが買った野菜や肉の数値とは限りません。また、「検出されない」というのは測定機器の検出限界以下の意味で、ゼロではありません。10～20 ベクレルの場合もあります。国やメーカーの体制は、まだまだ赤ちゃんや子どもを守るには不十分なので、数値だけにとらわれず、食卓の放射性物質を減らす配慮が大切です。

①放射性物質は水に溶けるので、しっかり洗いましょう。
②塩水や酢水も、利用しましょう。
③たっぷりの湯で、ゆでましょう。
④塩漬け、酢漬けも、減らせます。
⑤小さく切ってゆでたり浸けるほうが、減らせます。
⑥皮と外葉は、むきましょう。
⑦調理中の蒸気にセシウムが含まれるので、換気しましょう。

(2) 米・ソバの実・豆類・雑穀

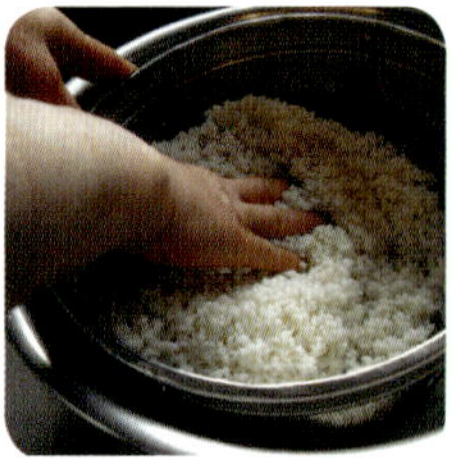

流し水でよく洗い、豆類以外は水を換えて 2～3 回しっかりとぐ。豆類は水を換えて、さらによく洗う。次に、水か 2%程度の塩水に 1 時間浸し、その間に水を 2～3 回取り換える。さらに、流し水でよく洗ってザルにあげる。

(3) 野菜

皮をむいたほうがセシウムなどを減らせます。皮をむけないもの・むきたくないものは、より念入りに洗ったり、ゆでて、減らしましょう。

❶ほうれん草・小松菜・水菜などの青菜類

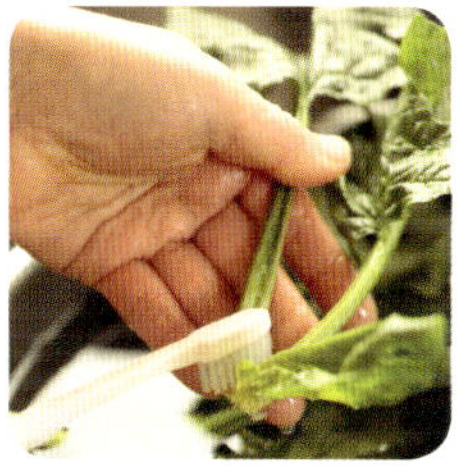

根元を念入りにタワシや歯ブラシで洗い流して、汚れや泥を落とす。次に、水か２％程度の塩水に１時間浸し、その間に水を２〜３回取り換える。さらに、流し水でよく洗う。

❷キャベツ・白菜・レタス

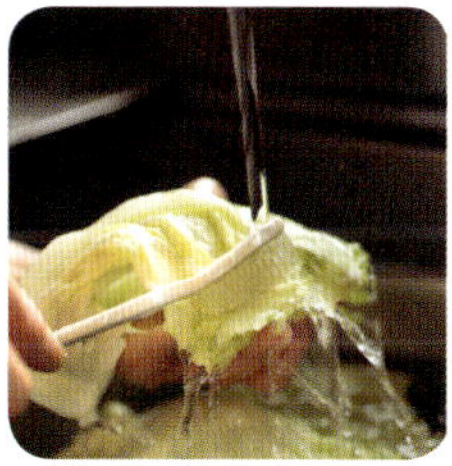

まず外側の葉を取り、根元を念入りにタワシや歯ブラシで洗い流して、汚れや泥を落とす。次に、水か２％程度の塩水に１時間浸し、その間に水を２〜３回取り換える。さらに、流し水でよく洗う。

❸カリフラワー・ブロッコリー

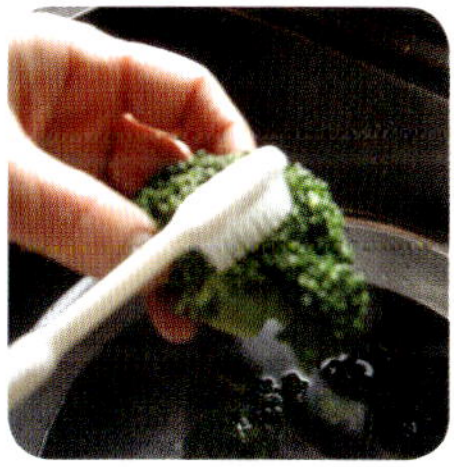

歯ブラシで洗い流して、汚れや泥を落とす。次に、水か２％程度の塩水に１時間浸し、その間に水を２〜３回取り換える。さらに、流し水でよく洗う。

❹なす・トマト・キュウリ・ピーマンなど

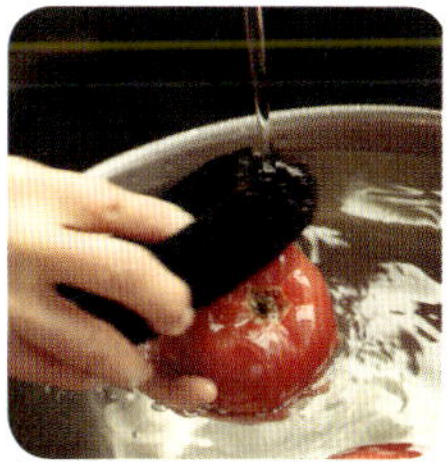

タワシで洗い流して、汚れや泥を落とす。次に、水か２％程度の塩水に１時間浸し、その間に水を２〜３回取り換える。さらに、流し水でよく洗う。生で食べるトマト・キュウリは、皮をむいたほうがよい。

❺大根・カブ

まず、実と葉を切り離す。実はタワシで洗い流して汚れや泥を落としたら、水か2％程度の塩水に1時間浸し、その間に水を2～3回取り換える。さらに、流し水でよく洗い、皮をむく。葉は根元を念入りにタワシや歯ブラシで洗って汚れや泥を落とし、実と同様にする。

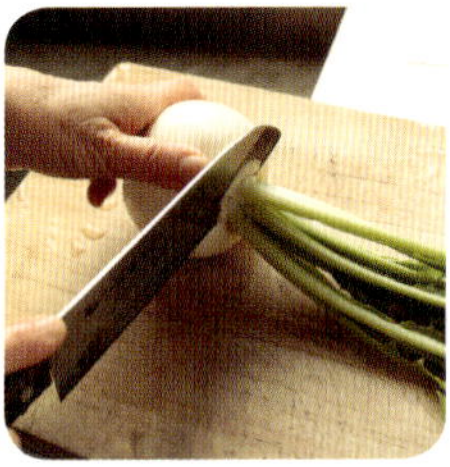

❻ジャガイモ・人参・玉ねぎ

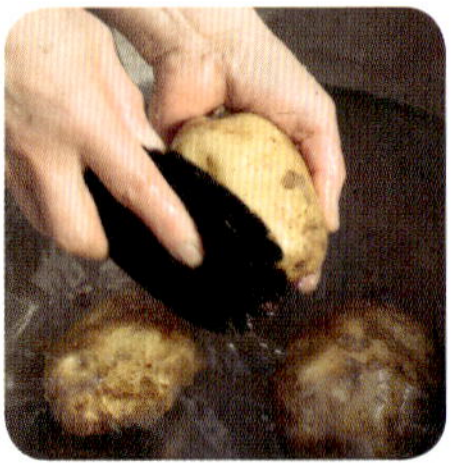

タワシで洗い流して、汚れや泥を落とし、皮をむく。次に、水か2％程度の塩水に1時間浸し、その間に水を2～3回取り換える。さらに、流し水でよく洗う。

❼里いも・かぼちゃ・ごぼう・れんこん

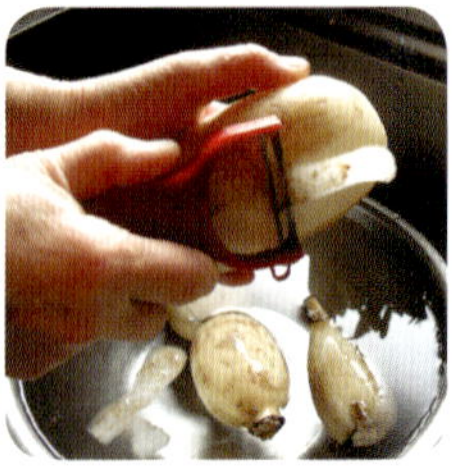

タワシで洗い流して、汚れや泥を落とす。次に、水か2％程度の塩水に1時間浸し、その間に水を2～3回取り換える。さらに、流し水でよく洗い、皮をむく。

＊皮をむいてから水に浸したほうがセシウムなどの放射性物質をより多く取り除けますが、栄養が損失するし、里いもの場合はぬめりが面倒です。ゆでれば減らせるので、皮をむくのを最後にしてもよいでしょう。

(4) キノコ類

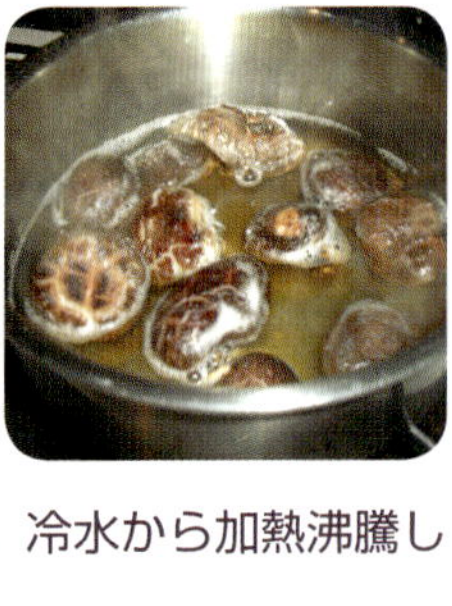

石づきを落とし、軽く歯ブラシでこすって汚れや泥を落とす。次に、水か2％程度の塩水に1時間浸し、その間に水を2～3回取り換える。さらに、流し水でよく洗う。

沸騰した湯で軽く1回ゆでると86％、冷水から加熱沸騰して軽く２回ゆでると 98％、干して水で戻すと 80〜91％減少する。

＊なお、エノキダケ、ヒラタケ、シメジなどの施設栽培キノコは、放射性物質の汚染はほとんどありません。心配なら、１回ゆでこぼすとよいでしょう。

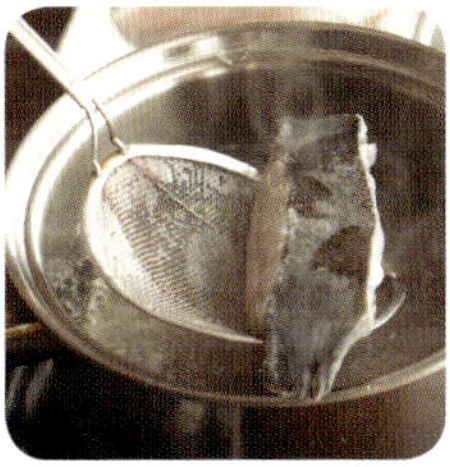

（5）魚

内臓やうろこを取り、水を流しながらよく洗い、一口大に切る。次に、水か２％程度の塩水または酢水に１時間浸し、その間に水を２〜３回取り換える。水気を切ったら、２〜３％の塩を振ってしばらくおいてから、沸騰した湯でさっとゆでて、冷水にとり（浸し）、紙か布で水気をふき取る。

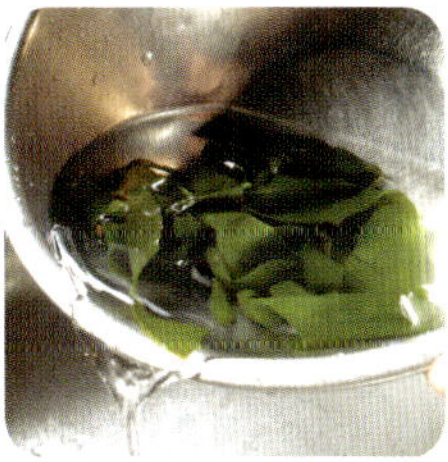

（6）ワカメ・ひじき

水に浸けて戻したら、水を流しながらよく洗う。次に、水か２％程度の塩水または酢水に１時間浸し、その間に水を２〜３回取り換える。さらに、沸騰した湯でさっとゆでて冷水に浸し、ザルにあげて、水気を切る。

（7）肉

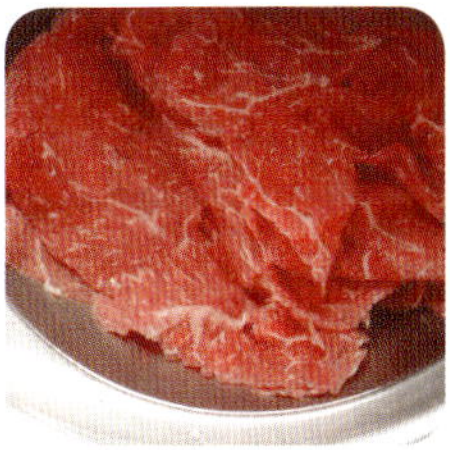

水か２％程度の塩水または酢水に１時間浸し、その間に水を２〜３回取り換える。次に、沸騰した湯でさっとゆでて冷水に浸し、水気を切る。

4 メニューで減らす

セシウムはカリウムと性質が似ているので、体にカリウムが不足するとセシウムを取り込みやすくなります。したがって、カリウムが多い野菜(ほうれん草、小松菜、かぼちゃなど)や果物(バナナ、メロン、イチゴなど)を多く食べることが大切です。また、ヨウ素を多く含むワカメやひじきなどの海草類を日常的に食べていると甲状腺にヨウ素が満たされているので、放射性ヨウ素の取り込みを減らせます。

しかも、野菜や果物や海草類には食物繊維が多く含まれているため、消化活動を活発にして放射性物質の排出を促します。内部被曝を減らす大きな働きをする食べものというわけです。

そして、チェルノブイリ原発事故後に子どもたちの食生活をアドバイスしてきた、ベラルーシのベルラド放射能安全研究所発行のパンフレット「自分と子どもを放射能から守るには　食育編」* は、とても参考になります。以下、掲載項目を引用し、日本の現状と食生活に即したコメントを加えました。

①「放射能に汚染されていないことを前提として、より多く食べたほうがいい食品は、リンゴ、グースベリー(西洋スグリ)、スモモ、黒スグリ、イチゴ、サクランボ、西洋実桜の実です」

果物は、セシウムを排出させるペクチンやカリウムが豊富に含まれているので、おすすめです。いまのところセシウムの測定値は予想より高くなく、根からの吸収率は低いようですが、よく洗い、皮を厚目にむいて食べましょう。ただし、ブルーベリー類は検出値が高いので、産地をよく確かめてください。

---

* http://blog.goo.ne.jp/nbjc/e/66d8a830f9f715a8534cd17c746c9350　なお、読みやすくするために表記を一部変えた。

②「子どもが種実類(ひまわりやかぼちゃの種など)をかじっていても、それを止めてはいけません。畑になっている豆類を取って食べていても、よしとしましょう」

チェルノブイリではセシウムの検出値が高かった豆類ですが、いまのところ日本ではそれほど高くありません。また、皮肉なことに豆類の自給率はわずか8%。セシウム汚染の面では安心です。ガンと闘う食事療法として世界に知られているゲルソン療法でも、免疫力を上げるために種実類をすすめています。日本では何と言ってもゴマです。

③「レモン、オレンジ、桃、クルミをより多く子どもに食べさせましょう」

④「果肉入りの野菜ジュースや果物ジュースを飲ませましょう。その中でも、トマトジュース、グレープジュース、ざくろジュースなど赤い色をしたものがいいです」

ジュースはゲルソン療法でも甲田療法(22ページ参照)でも必須です。野菜嫌いの子どもも、喜んで飲みます。毎日欠かさず、子どもと一緒に飲み、放射性物質を排出しやすくしましょう。

⑤「子どもには毎日必ずココアを飲ませましょう」

できれば、乳製品の入らない純ココアがおすすめです。豆乳を使い、黒砂糖を入れて、作ってみましょう。ココアを入れたパンやクッキーもよいと思います。

⑥「体内のヨウ素、カリウム、鉄分を増やすために、豆のスープや、そば粥、米のお粥、えん麦(オートミール)のお粥を食べましょう。いろいろな種類の野菜を使ったサラダに、ひまわり油を使ったドレッシングをかけましょう」

鉄分は、プルトニウムを体内に取り込みにくくします。日本ではひまわり油は手に入りにくいので、オリーブ油、えごま油を使いましょう。

⑦「おかずやスープ、サラダなどに、パセリ、ディル、青ねぎを刻んでたくさん振りかけましょう。ほうれん草や海草類をできるだけたくさん食べるように努力しましょう」

野菜はカリウムが多く含まれるので､おすすめです。ただし、パセリは放射能汚染が強いことで知られています。産地をよく確かめ、検出値に注意して食べましょう。

⑧「お菓子は体によいものを子どもに与えましょう。とくにいいものは、ゼフィール、マルメラード、パスチラです。なぜなら､多くのペクチンを含んでいるからです。おやつに、干しアンズ、干しブドウ(レーズン)、プルーンを与えましょう。なぜなら、子どもに必要なミネラル分が多いからです。ただし、これらは高カロリーですから、食べすぎに注意しましょう。また、干し柿に見られるように汚染があると濃縮しますので、産地や検出値に注意が必要です」

ゼフィールとパスチラは、果物のピューレに砂糖、卵白、ゼラチンなどを混ぜて固めたもの、マルメラードは、オレンジはじめさまざまな果物を固めたマーマレードです。ペクチンはリンゴ・オレンジ・キャベツなどに多く含まれており、放射性物質を排出させる効果があると言われています。

⑨「最後にとても大切なのは、子どもは定期的に体内から放射能を除去する必要があるということです。そのためには１年に２～４回、ビタペクトのような高ペクチン剤を摂取することです」

高ペクチン剤は日本でもインターネットで買えますが、必要な栄養も排出してしまうことが指摘されています。こうしたサプリメントより、リンゴなどの果実で摂るようにしたいものです。

5 免疫力を高める

私たちの体は、異物が入れば出し、細胞が傷つけば修復する機能をもっています。それが免疫力です。

代謝活動が活発であれば、放射性物質は排出されやすくなります。しかし、体が健康でない場合は体内に溜まりやすく、なかなか排出されません。だから、腸の働きをよくして排出力を高めるとともに、免疫力や自然治癒力をアップさせる必要があります。

そのために有効な方法については、ガン予防の観点から研究されてきました。世界がん研究基金では著名な科学者を中心とする委員会を結成し、「がん予防のための提言」を発表しています。その15の提言を実行できれば、3～4割のガンが予防できると指摘されています。いくつか紹介しましょう（米国対がん協会著、坪野吉孝訳『「がん」になってからの食事療法 米国対がん協会の最新ガイド』法研、2002年、参照）。

❶野菜、果物、豆類、精製度の低いデンプン質の主食など、植物性食品が中心の食事にする。1日400～800gの野菜と果物、600～800gの穀類、豆類、芋類を食べる。

❷できるだけ加工されていない食品を選び、砂糖を避ける。

❸赤身の肉を食べる場合は、1日80g未満にとどめる。赤身の肉より、魚や鶏肉のほうが好ましい。

❹高脂肪食品、とくに動物性脂肪食品を避け、調理には適量の植物油を使う。

❺塩分が多い食品を避け、ハーブやスパイスを調味料に使う。

❻タバコを吸わない。

6　放射性物質を排出しやすい体をつくる

私は1995年に膠原《こうげん》病という難病になりましたが、食事療法で克服し、いまではすっかり元気です。

その食事療法は、まさに目からウロコの、人生を変えられた食事でした。一言で言えば、内臓機能と血行をよくすることで、毒素を排出する能力と免疫力を高めるわけです。究極は断食療法で、とにかく少食。「食べたものを出す（排出する）ための食事」と言ってもよいでしょう。恩師の故・甲田光雄医学博士は、いつもこう言っておられました。

「腹八分ではなく、さらに減らして腹六分。それを実践すれば、健康なだけでなく、いくら働いても疲れない体になる」

「食べたものを出すための食事」は、体に入った放射性物質を排出するためにも有効です。まず、水をたくさん飲みましょう。1日に1ℓを目標にしてください。そして便通を整えましょう。2回食べたら、2回出す。3回食べたら、3回出するためにどうするか。その食事の基本は、玄米のお粥、豆腐半丁、人参とれんこんの煮物、青汁（97ページ参照）。腸の働きを整える食事です。

最近、若い女性を中心に便秘が増えています。その対策として、食物繊維が豊富なごぼうやさつまいもがすすめられていますが、甲田博士によれば「腸が働かないから便秘になる」のです。では、腸が働くようになるためにはどうしたらよいのか。

食物繊維を摂るよりも、第一に腹式呼吸、第二に水を飲む、第三に運動。そして、玄米菜食、腹六分。放射能汚染と闘わなければならない現在、とくに体調が悪い人が取り入れるべき食事でしょう。ちなみに、私はいまも一日一食（昼食）が基本です。

PART 2

Q&A
だれでもわかる放射能の話

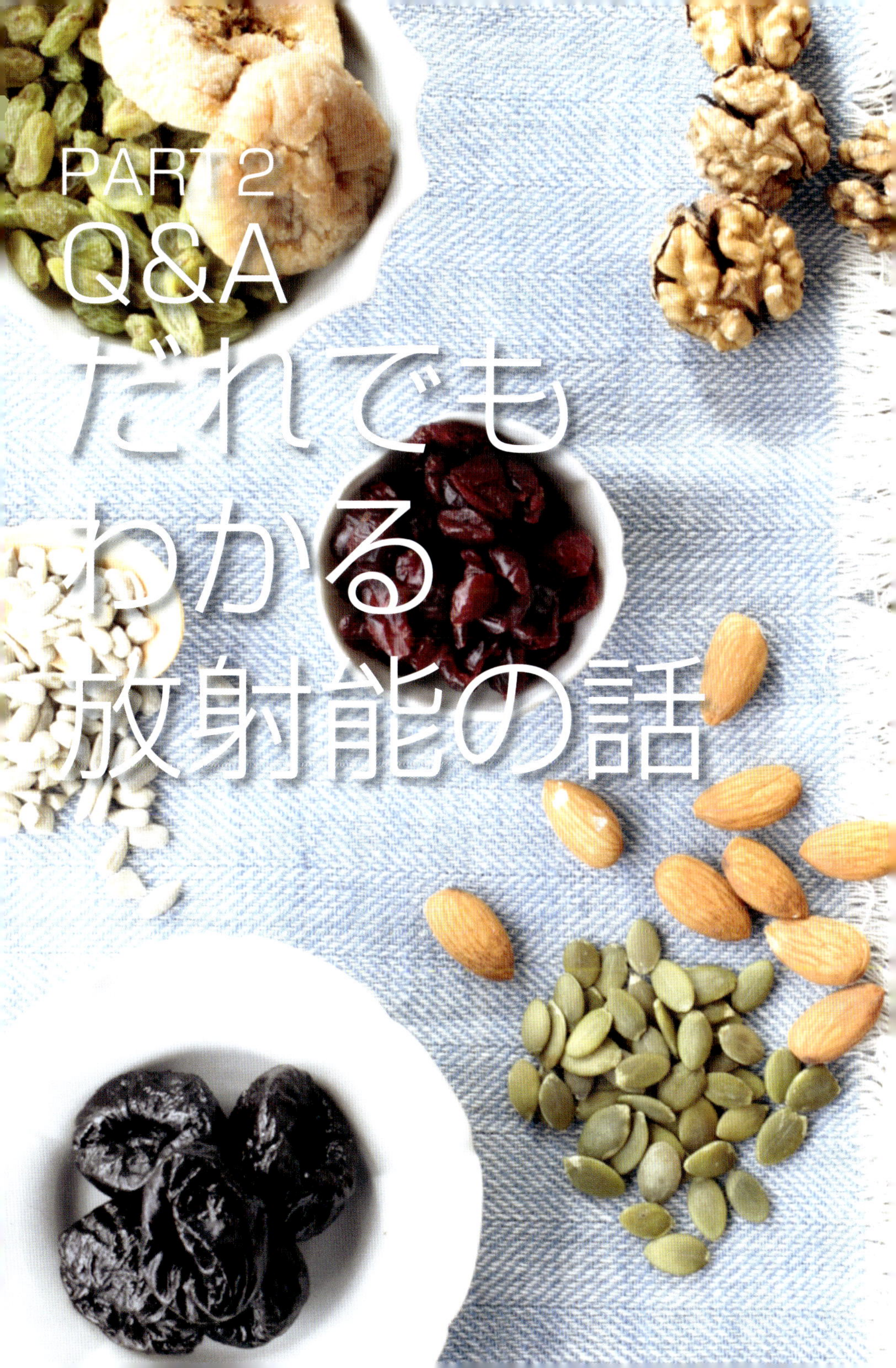

Q1 放射能と放射線と放射性物質はどう違うのですか？

A

放射能は放射線を出す性質や能力のことです。放射線には、おなじみのエックス線やガンマ線などの電磁波、アルファ線、ベータ線などがあります。こうした放射線を出す物質が放射性物質です。

電球にたとえると、明るい電球の光が放射線、電球がもっている能力が放射能、そして電球そのものが放射性物質です。また、放射性物質は、放射能を出す粒子といえるでしょう。

エックス線は医療やレントゲンに使われてきました。アルファ線、ベータ線、ガンマ線は、原子力発電などの核分裂にともなって発生します。原子力発電所で発生するおもな放射性物質は、ヨウ素、セシウム、ストロンチウム、プルトニウムなどです。

放射性物質は、時間が経つと放射線を出す能力が弱くなります。放射線を出す能力が半分になるまでの期間が半減期。種類によって大きな差があります（表２参照）。また、セシウム 137 が 10 分の 1 になるまでには約 100 年かかります。

表２　放射性物質が出す放射線の種類と半減期

ヨウ素 131	ベータ線・ガンマ線	約 8 日
セシウム 134	ベータ線・ガンマ線	約 2 年
セシウム 137	ベータ線・ガンマ線	約 30 年
ストロンチウム 90	ベータ線	約 29 年
プルトニウム 239	アルファ線	約 24000 年

Q2 どんな放射性物質が、どこにあるのですか？

A

放射性物質は目で見ることはできないし、匂いもありません。だから、測定器で測定しなければ、どこにあるのかわかりません。これが最大の問題です。

東日本大震災と津波によって起きた東京電力福島第一原子力発電所の大事故では、大気中に放射性のヨウ素やセシウムが大量に放出されました。そして、風に乗って拡散し、雪や雨に混じって地上に降り注いだのです。土、木の葉、作物、屋根、さらに人びとの髪や服にも付着しました。

また、ヨウ素やセシウム以外にも、ストロンチウムやプルトニウムが測定されています。これらは、量は少なくても、毒性が強く、半減期が非常に長いので、注意しなければなりません。

文部科学省は、航空機で測定したセシウムの蓄積量について、都県別に公表しました（2012 年 2 月 1 日現在、1 都 21 県）。それによると、1 ㎡あたり 3 万ベクレルを超えた地域は、岩手県南部や長野県東部にもあります。

土壌中のセシウム濃度が 1kg あたり 5000 ベクレルを超えた農地では、2011 年度の稲の作付けが認められませんでした。原発事故による放射性物質は広い範囲に降り注ぎ、その 6 倍もの高い濃度の汚染地域（ホットスポット）が各地に存在しているのです。

Q3 内部被曝・外部被曝って何ですか？

A

放射性物質が付いた土や木の葉に近づけば、私たちは放射線を浴びます。これが外部被曝です。外部被曝は、マスクや長袖では防止できません。ただ一つの対応策は、発生源から離れることです。

放射性物質が付いた野菜や米や魚を食べたり水を飲んだりすれば、放射性物質が体内に入ってきます。空気に含まれていれば、呼吸をとおして体内に入ってきます。これが内部被曝です。内部被曝の原因の94%は食べもの、5%は飲みもの、1%は空気とする研究者もいます*。

外部被曝では透過性が強いガンマ線、内部被曝では食べものや飲みものをとおして体内に入るアルファ線やベータ線に気をつけなければなりません。これらは細胞組織を攻撃し、遺伝子や染色体を傷つけるからです。

今後は、食べものからの汚染による内部被曝をどう減らしていくかが大きなポイントです。調理の仕方を工夫し、放射能を体外に排出しやすい食べものを意識的に摂れば、被害を少なくできます(34ページ以降を参照)。

チェルノブイリ原発事故の影響で、25年経っても土壌と食べものの汚染は深刻です。隣国のベラルーシでは、セシウムが1㎡あたり3万7000ベクレル以上の汚染地域が国土の14%を占めています(2011年1月現在)。放射性物質との闘いは長期戦にならざるをえないのです。

＊田澤賢次「和訳論文「チェルノブイリ地区の放射性物質からの開放」について、コメントとして推奨できること」http://satvik.jp/herbs/radiation_1.shtml

Q4 放射線の人体への影響を教えてください。

A

すぐに影響が現れる急性、長い時間が経ってから現れるガンや白血病などの晩発性、子孫に影響する遺伝性の３つがあります。だから、いま症状がなくても、安心はできません。

人間の体は細胞からできていて、健康な細胞は細胞分裂を繰り返しています。ところが、放射線が通過すると、原子や分子から電子がはじき飛ばされ（イオン化し）て、DNAを破壊し、生体組織や遺伝子を傷つけるのです。傷ついた遺伝子は修復されますが、傷が大きすぎるとその機能が弱まり、細胞が死んだり、細胞分裂が遅れたり、ガン細胞に変化したりします。また、ガンや生活習慣病の原因といわれる活性酸素が生じて、細胞を傷つけます。

しかも、放射線に関しては、ある量以下であれば被害が起きないという値（しきい値）は存在しません。したがって、できるだけ放射能を浴びないようにするしかないのです。

なお、レントゲンでも放射能を浴びるのだから大きな問題ではないと述べる人がいます。しかし、それは医療のための一瞬のことであり、長期間にわたって放射線を浴びる被曝とは、決して比較できません。

Q5 チェルノブイリ原発事故では、子どもたちに大きな影響があったと聞きました。

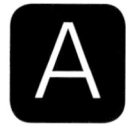

A

チェルノブイリ原発事故の結果、子どもの甲状腺ガンをはじめ甲状腺の障害が激増しまた。ベラルーシでは、1975〜85年に7名だった小児甲状腺ガンの患者数が、事故後の86〜96年には508名と、なんと73倍に。しかも、その77%はウクライナに近い2つの州でした*。また、ニューヨーク科学アカデミーの年報によると、ベラルーシでは健康な子どもはわずか2割にすぎません**。

それらの原因の一つとして指摘されているのが、汚染された牛乳です。福島原発事故では、いち早く原乳の出荷が停止されました。

なお、ウクライナやベラルーシは海に遠い内陸部に位置する地域です。そのため、放射線障害の予防に効果的なヨウ素を多く含む海草や魚を日常的に食べていませんでした。こうした食生活も、影響を大きくした要因ではないかと指摘されています。

このほか、鼻血、視力低下、だるさ・疲れやすさなどの症状も、報告されています。

＊菅谷昭、ユーリ・E・デミチク、エフゲニー・P・デミチク「ベラルーシにおけるチェルノブイリ原発事故後の小児甲状腺ガンの現状」今中哲二編『チェルノブイリによる放射能災害国際共同研究報告書』技術と人間、1994年。

＊＊安田節子ほか編集『福島原発本当の話』原発廃炉で未来をひらこう会、2011年。

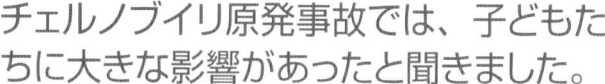

Q6 子どもへの影響が大きいのは、なぜですか？

A

放射線被曝の影響がもっとも大きいのは胎児(つまり妊婦)です。そして、乳幼児、成長期の子ども、妊娠の可能性がある女性、妊娠させる可能性がある男性と続きます。

放射線量の健康への影響については、専門家の間で意見が分かれています。しかし、一つだけ一致しているのは、胎児、乳幼児や子どもへの影響が大きいということです。それは、年齢が若いほど体内の細胞分裂が活発なため、放射線が取り込まれやすいからです。チェルノブイリ原発事故では、数年後にガンが発症した事例がありました。

摂取した放射性物質の量と被曝線量の関係を表す係数を実効線量係数といいます。これには、成人と乳児(1歳未満)や幼児(1～5歳)で大きな違いがあるのです。表3に、成人への影響を1とした場合の乳幼児や少年などの値を示しました。乳児は、ヨウ素131で8.75倍、ストロンチウム90で8.21倍、セシウム137でも1.62倍です。

このほか、ネズミを使った実験でも、幼いほど放射線の感受性が高いことが証明されています。

表3　実効線量係数から算出した放射線の子どもへの影響

(成人への影響を1とした場合)

核種	ヨウ素131	ストロンチウム89	ストロンチウム90	セシウム134	セシウム137
乳児	8.75倍	13.85倍	8.21倍	1.37倍	1.62倍
幼児	4.69倍	3.42倍	1.68倍	0.68倍	0.75倍
少年	2.38倍	2.23倍	2.14倍	0.74倍	0.77倍
青年	1.56倍	1.54倍	2.86倍	1.00倍	1.00倍

(出典)http://blog.livedoor.jp/hirezake_nomitaiyo/archives/1567342.html

Q7 食品に含まれる放射性物質の基準値は高すぎませんか？

A

福島原発事故後に厚生労働省が出した「食品中の放射性物質に関する暫定規制値」については、事故直後のやむをえない事情があったにせよ、「高すぎる」という批判が多くありました。野菜・穀物・肉・魚の放射性セシウムの規制値1kgあたり500ベクレルは、たしかに高すぎます。多くの人たちが不安に思い、福島産の農産物などが売れなくなりました。

その後、12月になって4～10倍厳しくなった基準案が示され、2012年4月から適用される方針です（ただし、米・牛肉・大豆については現在の暫定規制値を6～9カ月延長）。放射性セシウムに関する新基準（1kgあたり）は、飲料水10ベクレル、牛乳と乳児用食品50ベクレル、一般食品（野菜・穀物・肉・魚など）100ベクレルです。

一方、WHOの牛乳・乳製品・飲料水の基準値は10ベクレルで、新基準よりも厳しい数値となっています。日本も、乳幼児食品については、せめてこの10ベクレルに基準値を下げてほしいものです。また、流通する食べものについてベクレル表示を行い、安全性を確かめて購入できる体制をつくってほしいと思います。

なお、基準値が食べものの安全性をすべて保証するわけではありません。家庭で放射性物質を少しでも減らすために、すでに述べたように、産地を選ぶ、よく洗う、酢や塩水に浸けたり煮たりするなどを行っていきましょう。さらに、免疫力を高める、放射性物質を排出しやすい体にするなどの対応策が、いますぐ必要です。

Q8 東日本、とりわけ福島県産の米や野菜は食べないほうがよいでしょうか?

A

子どもたち、そして妊娠する可能性がある女性や若い人たちは、汚染度の高い産地のものは避けましょう。25ページで紹介した放射性セシウムの蓄積量のデータをよく見て、産地を選んでください。同じ福島県でも、福島第一原発からの距離や方角によって蓄積量は大きく異なります。

一方、お茶では、静岡・神奈川・埼玉の各県でも放射能汚染が明らかになっています。また、2011年11月には、横浜市戸塚区で栽培・加工された乾燥シイタケから2770ベクレルと国の暫定規制値の5.5倍の放射性セシウムが検出されました。

「放射性物質がごくわずかでも付いているものを子どもに食べさせたくない」というお母さん・お父さんの気持ちは、よくわかります。チェルノブイリ原発事故が起きたとき、私の下の娘は小学生でした。旧ソ連産だけでなく、ヨーロッパ産のチーズ、チョコレート、小麦粉などを買わなかったのを覚えています。

福島県では、農産物も水産加工品も幅広く放射性物質の蓄積量を検査し、結果を公表していますが、他の都道府県ではそれほどの検査はしていないのではないでしょうか。しかも、日本の子どもの基準値は高いのですから、安心できません。産地をよく選んで、子どもたちの健康を守りましょう。

Q9 「50歳以上の人たちは東北・北関東産の野菜や米を食べよう」という意見は、どう思いますか？

A

50歳以上の人たちには、東北・北関東産、そして福島県産の農水産物を積極的に食べてほしいと思います。それは2つの理由からです。

ひとつは、子どもや若い人たちに比べて、放射能の影響が少ないから。原発の問題点を以前から指摘してきた小出裕章さんは、50歳以上が放射能の影響によってガンで亡くなる割合は、全年齢平均の100分の1程度だとおっしゃっています。

もうひとつは、東北・北関東地方、とりわけ福島県の農業や漁業が壊滅の瀬戸際に立たされているからです。真面目で一生懸命な生産者たちが汗水流して行ってきた農業や漁業を続けられなくなれば、どうなるでしょうか？

日本の食料自給率がますます下がり、大半を輸入に頼ることが目に見えています。50歳以上の人たちは、東北・北関東産の農水産物を食べることをとおして、生産者を支えてください。なかでも、農薬や化学肥料に頼らず、安全で安心できる農産物を栽培してきた有機農業者を支えてください。

セシウムは調理でかなり減らせます。そして、免疫力をアップさせるような暮らしを続けていくと、これまで以上に健康になったと思える日が来るにちがいない。私はそう考えています。

PART 3

放射性物質を減らすメニュー77

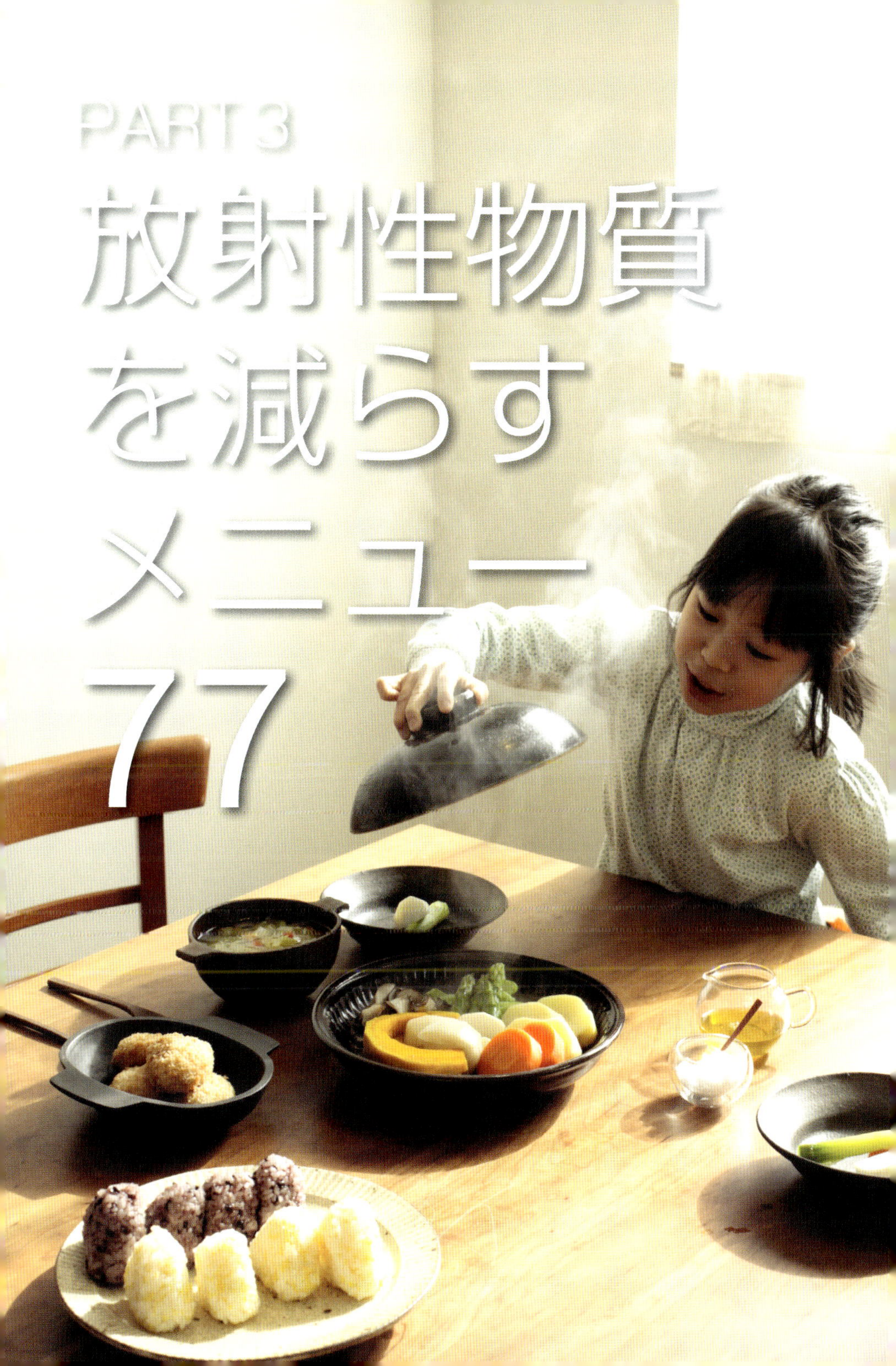

スープ・お粥

体を温め、消化がよく、赤ちゃんからお年寄りまで食べられ、体調が悪いときでも美味しい。そんな不思議といえば不思議な食べものが、スープ・お粥です。穀物、豆、野菜……どんな素材でも作れます。しかも、豊富なミネラルで放射性物質が体に吸収されるのを防ぎ、知らず知らずに排出も促されるので、本当におすすめです。

01

ジャガイモって、
こんなに甘いの

ジャガイモとキャベツのシンプルスープ

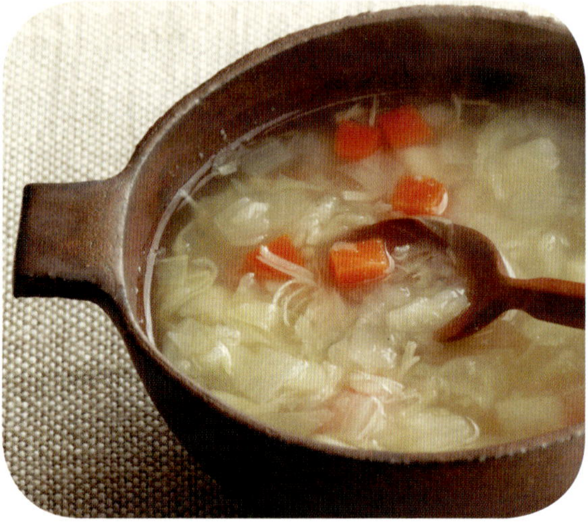

塩・コショウなしで、離乳食

一口アドバイス
エノキダケは施設栽培のため、セシウムによる放射能汚染の影響がほとんどありません。

材料

ジャガイモ 300g、キャベツ 200g、人参 100g、玉ねぎ 1個、エノキダケ 100g、塩 小さじ1、コショウ少々、水 4〜5カップ(ほかに、エリンギ・ピーマンなどを入れてもよい)

作り方

❶ジャガイモ、キャベツ、人参、玉ねぎをよく洗う。
❷エノキダケは石づきを切り落としてよく洗い、ほぐす。
❸野菜は1cm角に、エノキダケは長さ1cmに、それぞれ切る。
❹❸を鍋に入れて水を加え、火にかける。沸騰したら弱火でとろとろと軟らかくなるまで15〜20分煮て、塩・コショウで味を調える。

＊野菜やキノコ類の洗い方は14〜17ページを参照してください。

02 豆だけひろって食べちゃうのよね
ひよこ豆のスープ

塩なしで離乳食

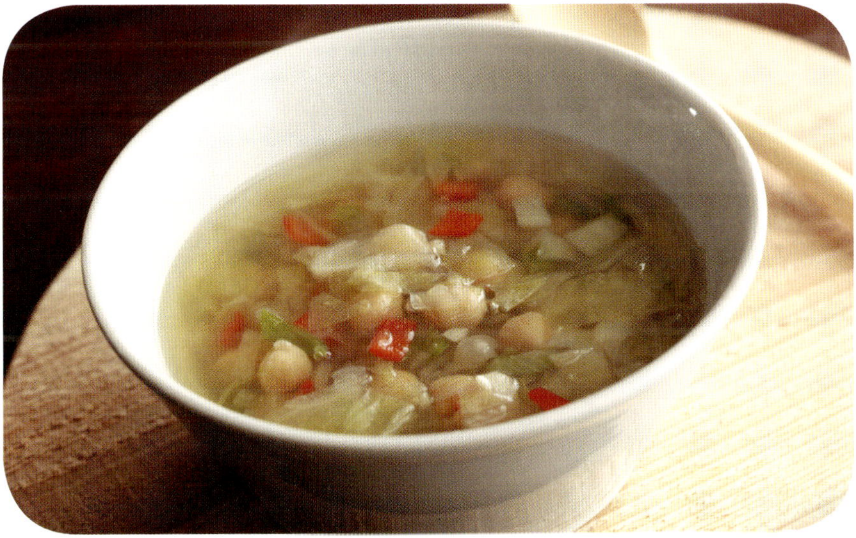

一口アドバイス

ゆでたひよこ豆が、缶詰やビン詰で市販されています。ひよこ豆は煮崩れしにくいので、最初から野菜と煮てください。

材料

ひよこ豆 200g、キャベツ 500g、玉ねぎ 半個、赤と緑のピーマン 各1個、ニンニク 1かけ、ローリエ 2枚、塩 大さじ1、コショウ 少々、水 4~5カップ

作り方

❶ひよこ豆はよく洗って一晩塩水に浸し、さらに洗う。
❷キャベツ、玉ねぎ、ピーマン、ニンニクをよく洗う。玉ねぎとニンニクは皮をむく。
❸玉ねぎ、ニンニク、キャベツ、種を取り出したピーマンはみじん切りにする。
❹❶と❸を鍋に入れ、ローリエと塩・コショウを加えてコトコト煮る。
❺豆が指でつぶれる程度の軟らかさ(15~20分)になったら出来上がり。

ほっこり甘いかぼちゃがうまい

03 かぼちゃ粥

塩なしで離乳食

材料

かぼちゃ 100g、米 50g(1/3合)
水 1～2カップ、塩 少々

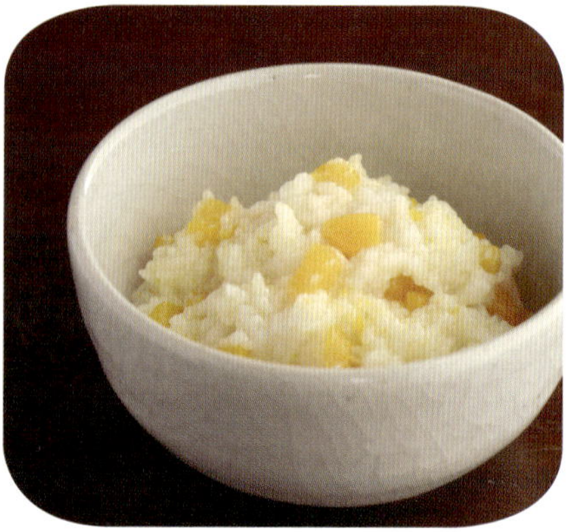

作り方

❶かぼちゃをよく洗い、皮をむき、種とわたを取り出す。
❷鍋に1cm角に切ったかぼちゃを入れてヒタヒタの水を加え、軟らかく煮て、冷ます。
❸米をよく洗ってからとぎ、ザルにあげて水気を切る。
❹❸を炊飯器に入れ、お粥の水加減で炊く。
❺鍋に❷と❹を入れて加熱し、弱火でゆっくり混ぜ合わせる。沸騰してきたら塩を加え、味を調える。

一口アドバイス

かぼちゃとお粥に水を加え、ミキサーにかければ、より滑らかになります。

やせ地で育つソバの実力がわかる

04 そば粥

材料

ソバの実(玄蕎麦) 1/2合、そば粉 大さじ1、水 1.5カップ、塩 少々、(好みで)梅干し

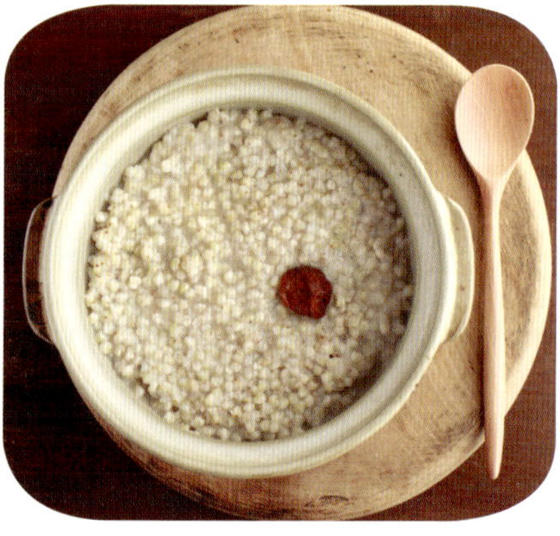

作り方

❶ソバの実をよく洗い、ザルにあげて水気を切る。
❷鍋に❶と水を入れ、軟らかくなるまで10～15分煮る。
❸そば粉を大さじ1(分量外)の水で溶き、❷に入れる。よくかき混ぜて沸騰させ、塩で味を調える。好みで梅干しを入れてもよい。

＊米・ソバの実・豆類の洗い方は14ページを参照してください。

05

餅を入れても美味しい

小豆粥

塩なしで離乳食

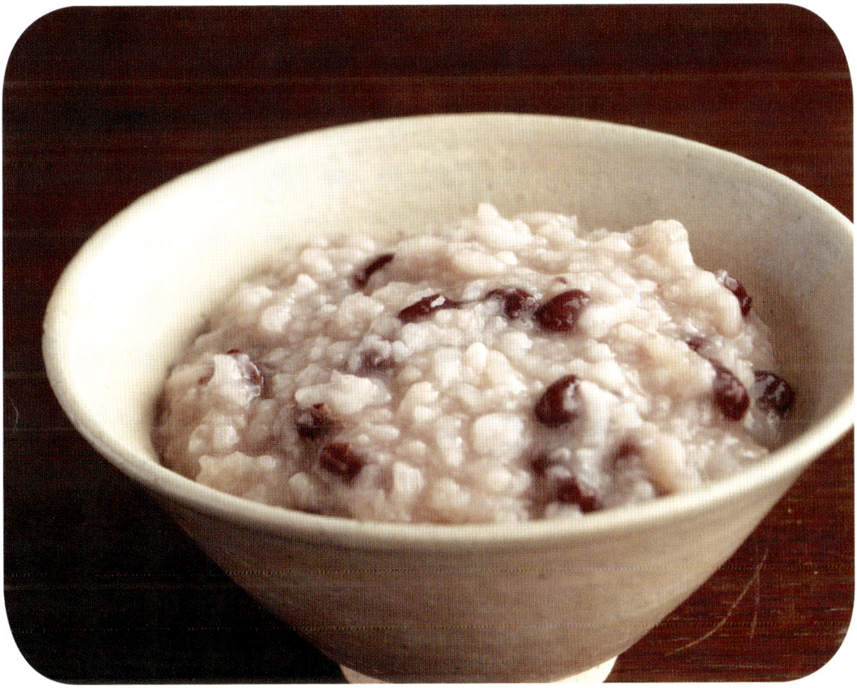

材料

小豆　20g
米　1/2 合
水　2~4 カップ
塩　小さじ 1/3

作り方

❶小豆をよく洗ってザルにあげ、水気を切る。
❷鍋に小豆と水 1 ～ 2 カップを入れ、沸騰したら、ゆで汁を捨てる。さらに水 1 ～ 2 カップと塩少々(分量外)を入れ、弱火で煮る。
❸米をよく洗ってからとぎ、ザルにあげて水気を切る。
❹❸、水で薄めた小豆の煮汁 450ml、塩小さじ 1/3 を鍋に入れ、強火で煮る。
❺沸騰したら吹きこぼれる前に弱火にし、軽く混ぜ、ふたをして 20～40 分炊く。15 分経ったら汁気を切った小豆を加え、軽く混ぜる。
❻火を止めたら、15 分蒸らす。

一口アドバイス

小豆はゆでこぼしてアクを取ったほうが、苦味がなくなるし、セシウム対策にもなります。

06

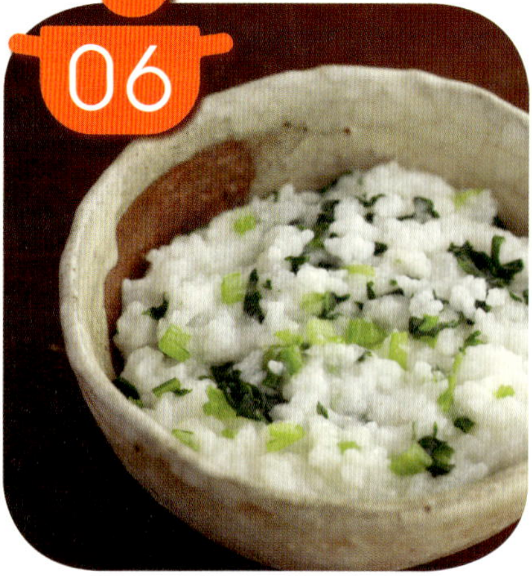

目も体も、ほしいのは緑の葉っぱ

青菜粥

塩なしで離乳食

材料

米 100g(2/3 合)、水菜 50g、水 6カップ、塩 少々

作り方

❶水菜と米をよく洗う。
❷米をとぎ、ザルにあげて水気を切る。
❸米を鍋に入れて水を加え、火にかける。煮立ったら弱火にし、吹きこぼれないように炊く。
❹沸騰した湯に塩少々を入れて、水菜をさっとゆでる。軟らかくなったら、冷水にとる。あら熱がとれたら、軽く絞り、好みの大きさに刻む。
❺炊き上がったお粥に水菜を混ぜ合わせてふたをし、約5分蒸らす。

一口アドバイス
水菜の代わりに、小松菜やカブの葉も使えます。

07

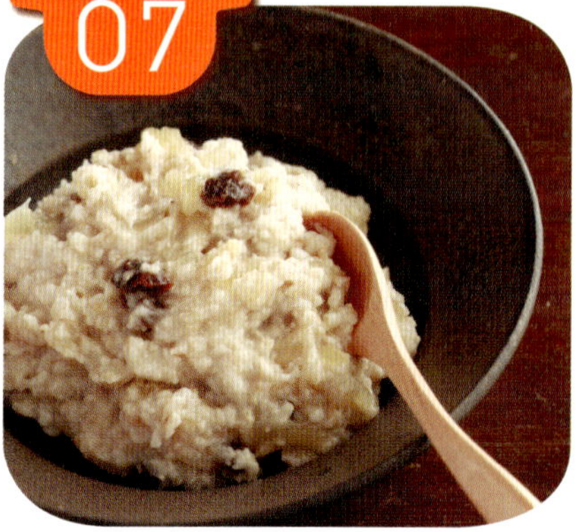

これだけで満腹・満足できる

オートミール粥

離乳食

材料

オートミール 30g、水 1カップ
(好みで) リンゴ 1/4 個、レーズン 10g

作り方

❶鍋にオートミールと水を入れて、約５分(ドロドロが好きなら約 10 分)煮る。
❷好みで、リンゴの薄切りや、粗く切ったレーズンを加える。

一口アドバイス
オーツ麦(えん麦)を精白して蒸し、つぶして乾燥させたものがオートミール。水の代わりに豆乳で煮てもよい。また、メープルシロップや黒砂糖、１歳以上なら蜂蜜を入れて甘くするのも、美味しいです。

海草

カルシウムやカリウムなど豊富なミネラル類が含まれています。放射性のヨウ素やセシウムを体内に入れないために、食べたい食材です。食物繊維も豊富なので、放射性物質を排出するにも有効です。ただし、大量の放射性物質が海に流れ出し、海洋への汚染が広がり続けています。魚と違って回遊しないので、強い汚染も指摘されています。採れた場所や時期に注意してください。

08

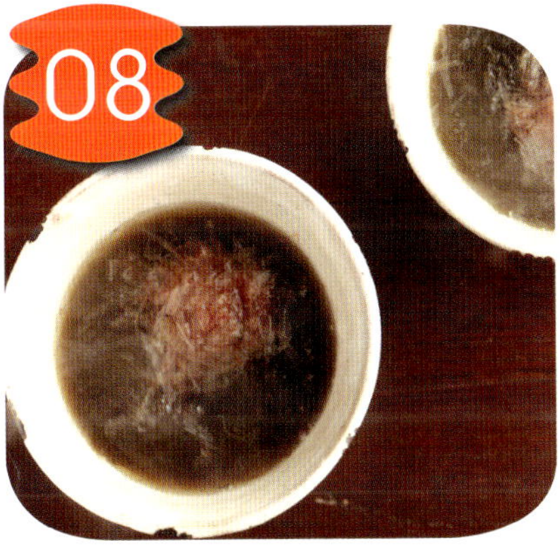

私は鰹節を入れたくない人です

とろろ昆布汁

醤油なしで離乳食

材料(1 人分)

とろろ昆布 1 つかみ(10g)
醤油 少々
(好みで)鰹節 少々

作り方

❶とろろ昆布を椀に入れ、熱湯を注ぐ。
❷醤油を加え、好みで鰹節を散らす。

09

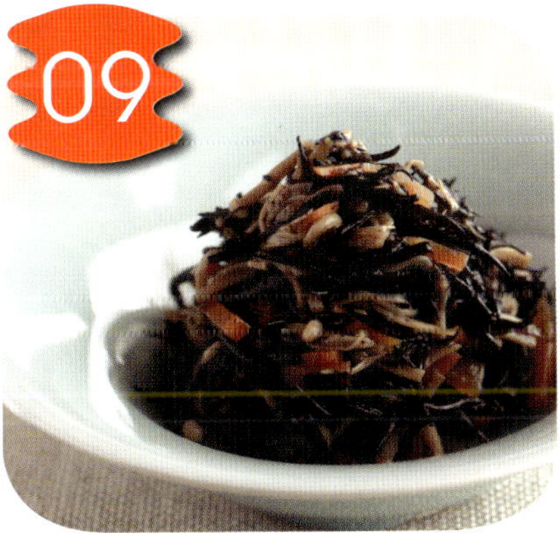

いつも食卓にのせたい常備菜

芽ひじきの煮物

調味料なしで離乳食

材料

芽ひじき(乾燥) 20g、人参 80g
エノキダケ 100g、みりん 大さじ2
塩 少々、砂糖 小さじ1、醤油 大さじ2
ゴマ油 小さじ1、水 1/4 カップ

作り方

❶水に浸けて戻した芽ひじきをよく洗う。次に、沸騰した湯でさっとゆでて冷水に浸し、ザルにあげて水気を切る。
❷人参とエノキダケをよく洗う。
❸人参は皮をむき、長さ2cmのせん切りに、エノキダケは石づきを切り落とし、長さ3cmに切って、ザルにあげる。
❹鍋にゴマ油を中火で熱し、芽ひじき、人参、エノキダケを炒め、みりん、塩、砂糖、醤油・水を加え、中火で約 10 分煮る。

10

簡単にでき、お弁当の彩りに重宝

青海苔入り卵焼き

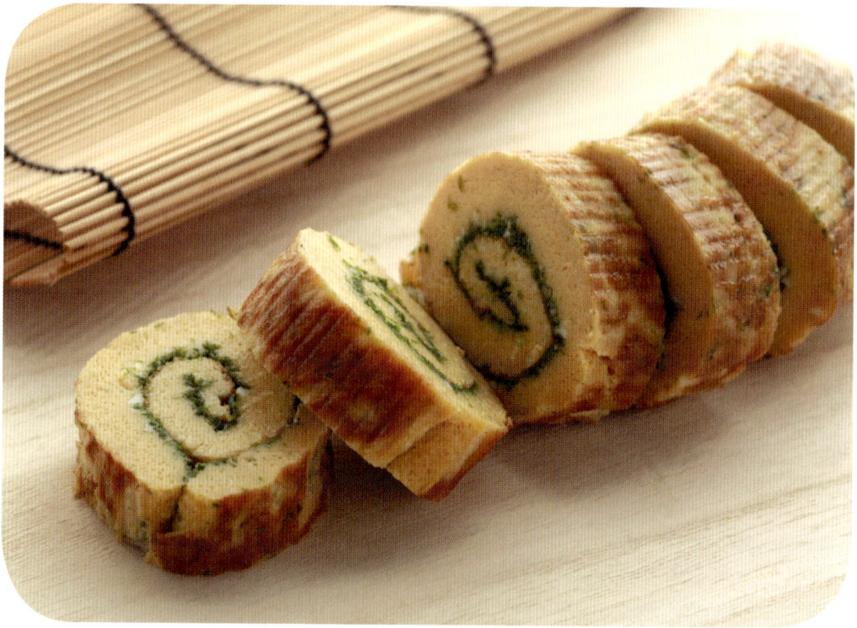

一口アドバイス

卵からは、放射性物質がほとんど検出されていません。鶏の餌はほとんどが輸入されているし、大半が養鶏場のケージの中で過ごしているからでしょう。豚肉の汚染が少ないのも、同じ理由が考えられます。でも、「よかった」と素直に喜べません。野原を飛び回り、草をついばみ、自然の中で健康に飼育されていた鶏や豚が、放射性物質の影響を強く受けているからです。

材料

卵 5個、青海苔 大さじ1
黒砂糖または粗製糖 大さじ3、塩 少々、オリーブ油 少々

作り方

❶ボウルに卵を割り入れ、砂糖、塩を加えて、かき混ぜる。
❷角型のフライパンか卵焼き器を熱し、オリーブ油をひく。❶を流し入れ、ふたをして弱火で焼く。
❸真ん中を竹串で刺してみて、卵液がつかなければ、火が通っているので、火を止める。
❹巻きすに❸を移し、青海苔をふり入れ、端から巻く。巻き終わったら、すのごと輪ゴムで 3 カ所を留めて冷ます。
❺厚さ 2cm に切り分ける。

11

昆布を軟らかく煮るのがコツ

切り昆布と野菜の煮物

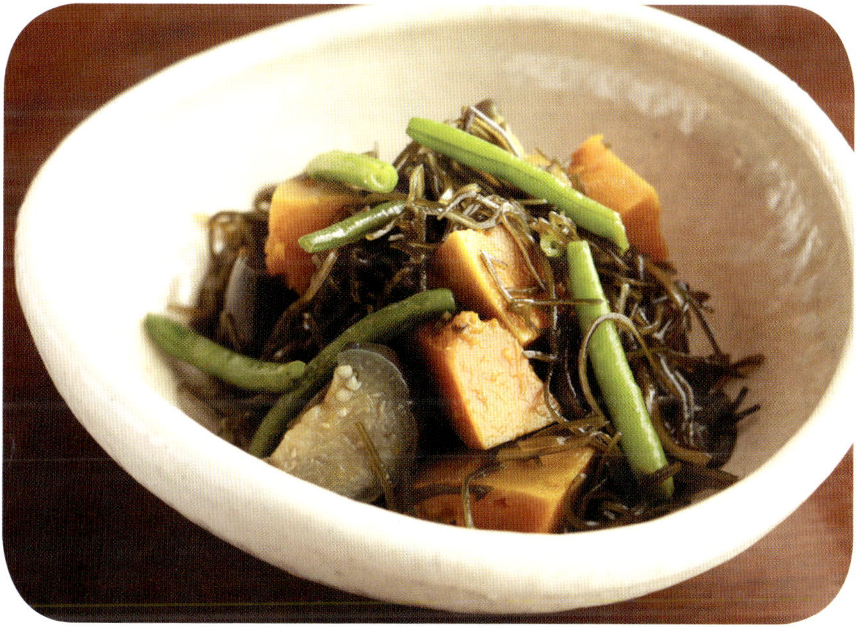

材料

切り昆布（乾燥） 15g
かぼちゃ 150g
なす 2本
インゲン 100g
水 1カップ
みりん 大さじ1
塩 少々
醤油 大さじ2

作り方

❶水に浸けて戻した切り昆布をよく洗う。次に、沸騰した湯でさっとゆでて冷水に浸し、ザルにあげて水気を切る。
❷かぼちゃ、なす、インゲンをよく洗う。
❸切り昆布は食べやすいように、ザク切りにする。なすはヘタを取って縦半分に切り、表面に縦横に筋状の切り込みを入れ、好みの大きさに切る。インゲンは筋を取り、半分に切る。かぼちゃは皮をむき、種とわたを取り出して、一口大に切る。
❹鍋に切り昆布と水を入れて、15〜30分煮る。
❺かぼちゃ、なす、インゲンを加え、みりん、塩、醤油も加えて、約15分煮る。

12

おひたしが格段にうまくなる

小松菜の海苔巻き

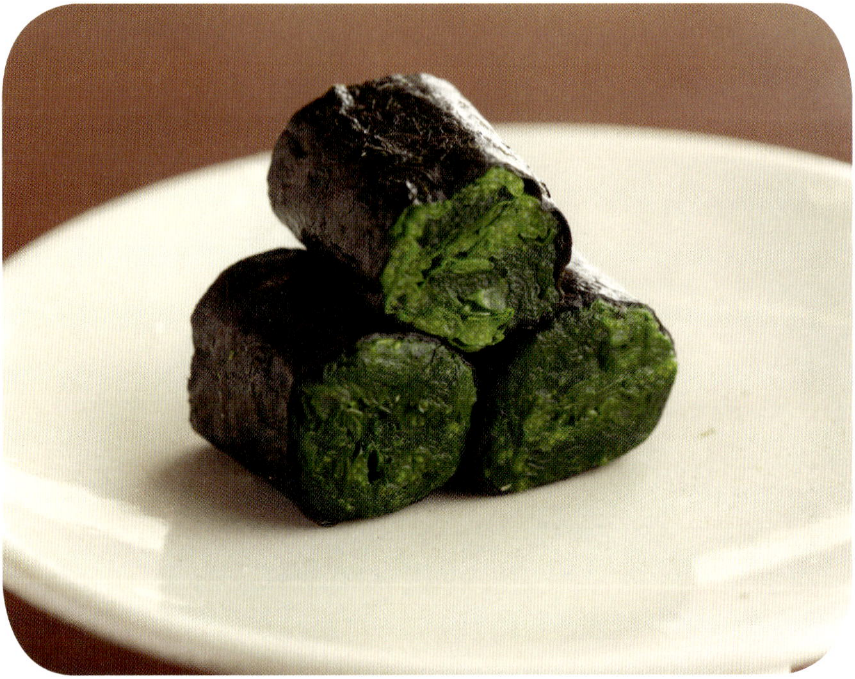

材料

小松菜　1束
焼き海苔　1枚
塩　少々
醤油　少々

一口アドバイス

小松菜はじめ青菜の海苔巻は、見た目の魅力なのか、食べやすいのか、子どもが喜びます。お弁当にも重宝です。

作り方

❶小松菜をよく洗う。
❷沸騰した湯に塩を入れ、小松菜を入れてさっとゆでる。
❸軟らかくなったら、冷水に浸す。あら熱がとれたら絞り、布に包んで水気をとる。
❹焼き海苔を半分に切る。巻きすにのせた焼き海苔の手前に❸を長さをそろえて置き、巻いて、食べやすい長さに切り分ける。
❺食べるときは醤油をつける。

ナッツ類

放射性セシウムは作物の種に蓄積しますが、ベラルーシのベルラド放射能安全研究所（18ページ参照）では、種を食べることを推奨しています。それは、鉄分やミネラルが豊富なうえ、完璧な栄養状態にあるからです。種を土に植えれば芽が出て、数千倍にもなる生命力をもち、いつまでも腐りません。私たちの体を活性化させる種の力を借りて、放射性物質と闘いましょう。

クルミ、ひまわりの種、かぼちゃの種などは、おやつにも向いています。ただし、高カロリーなので、一度に大量に食べないようにしてください。

13

白菜やキャベツ、
青菜も生で

クルミドレッシングのサラダ

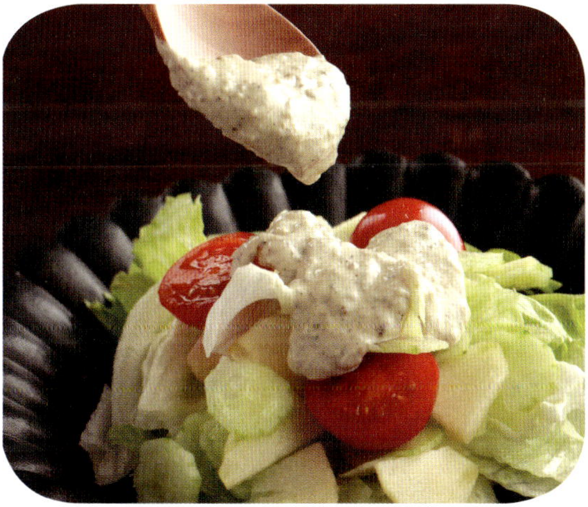

材料

レタス　5〜6枚
キュウリ　1本
ミニトマト　4〜5個
リンゴ　1個
クルミ　10粒
レーズン　10g
酢　大さじ1
オリーブ油　大さじ1
マヨネーズ　大さじ2
塩　少々

作り方

❶レタス、キュウリ、ミニトマト、リンゴをよく洗う。
❷レタスは食べやすい大きさにちぎる。キュウリとリンゴは皮をむく。キュウリはスライサーなどで薄く小口切りにする。リンゴは4つ割りにし、芯を取って薄くイチョウ切りにし、塩水に約5分つける。
❸クルミ8〜9粒をすりつぶし（1〜2粒は飾り用に残す）、酢、オリーブ油、マヨネーズ、塩を加えて混ぜ、ドレッシングを作る。
❹レタス、キュウリ、リンゴを皿に盛り付け、半分に切ったミニトマト、残りのクルミ、レーズンを飾り、❸のドレッシングを添える。

クルミ味噌は多めに作って、あえ物に

14 インゲンのクルミあえ

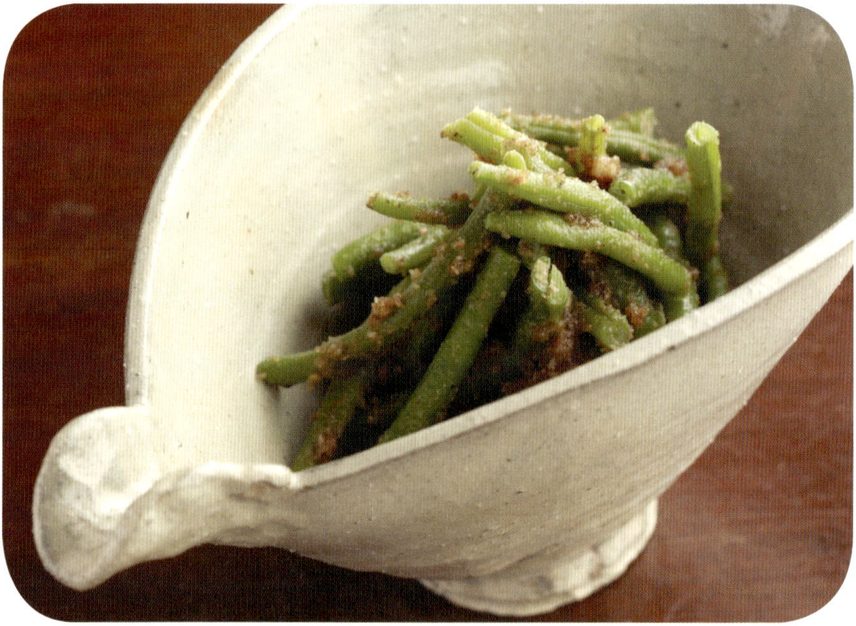

材料

インゲン 100g
クルミ 30g
塩 少々
黒砂糖 小さじ1
味噌 小さじ1(目安)

作り方

❶インゲンをよく洗い、筋を取って半分に切る。
❷沸騰した湯に塩を入れ、インゲンを入れてゆでる。軟らかくなったら、冷水に浸し、ザルにあげて冷ます。
❸クルミをすりつぶし、黒砂糖と味噌を加えて練り混ぜる。
❹インゲンを❸であえる。

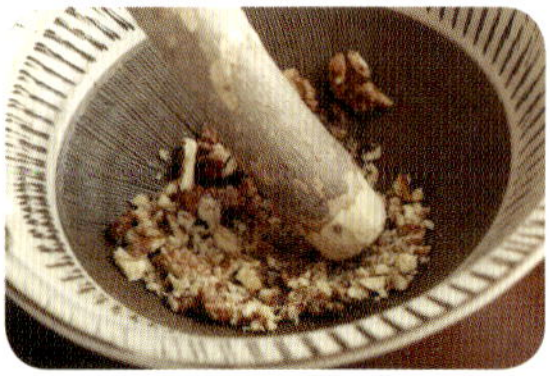

15

華やかさで、みんなが喜びます

かぼちゃとココナツのキッシュ

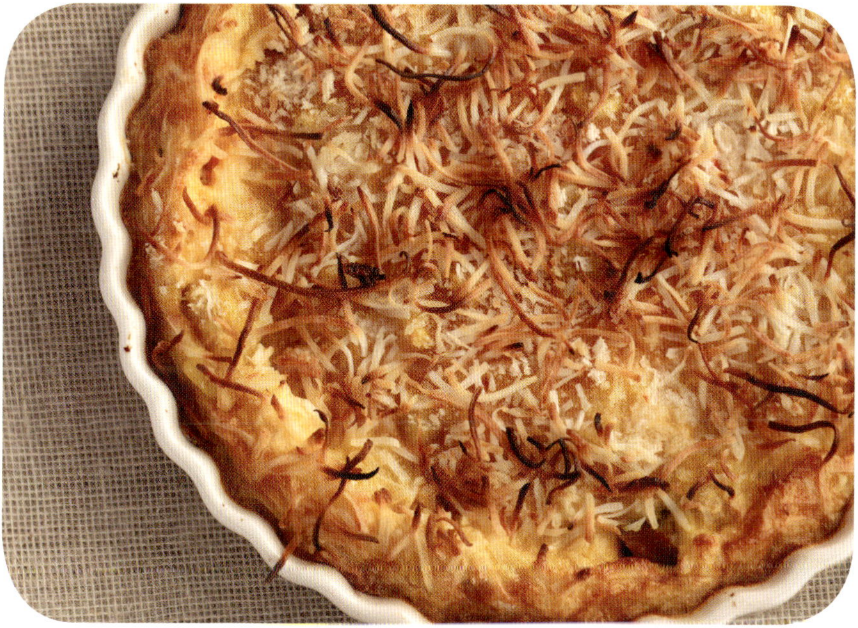

材料

かぼちゃ 500g、赤ピーマン 1個、コーン粒 50g、卵 3個、植物性生クリーム 1/2カップ、パン粉 適量、ココナツ(ロング) 大さじ2、バター 10g、塩・コショウ 各適量、オリーブ油 適量

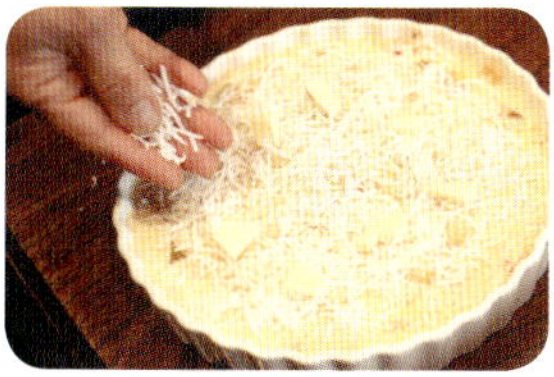

作り方

❶かぼちゃと赤ピーマンをよく洗う。

❷かぼちゃは皮をむき、種とわたを取り出す。赤ピーマンは種を取り出して、みじん切りにする。

❸かぼちゃを蒸し器で約15分蒸す(適当な大きさに切ってから蒸してもよい)。軟らかくなったら2cm角に切り、オリーブ油を塗った耐熱皿に平らに並べる。赤ピーマンとコーンを彩りよく散らす。

❹卵と生クリームをよく混ぜ、塩・コショウで味を調え、❸にまんべんなくかける。さらに、表面にパン粉をかけ、ココナツを散らし、バターを小さく切って4カ所に置く。

❺ 200度に熱したオーブンで、ふくらんで焼き色がつくまで、18〜20分焼く。

おやつ・果物

牛乳は汚染されやすいのですが(10ページ参照)、バターやチーズに加工すると、放射性物質はほとんど検出されません。おやつに、バター付きのパンとチーズもいいでしょう。バターやチーズに多く含まれるカルシウムは、ストロンチウムを内臓に取り込みにくくすることがわかっています。

リンゴ、桃、スモモ、イチゴ、サクランボ、レモン、オレンジ、ミカンには、セシウムを排出させるペクチンが多く含まれています。その他のミネラルも豊富です。また、バナナやメロンに多いカリウムやルビジウムはセシウムを、ココア、木の実、レーズン、プルーンなどに多い鉄分はプルトニウムを、それぞれ内臓に取り込みにくくします。果物には旬があるので、一年中食べるわけにはいきません。でも、乾燥フルーツなら、いつでも食べられ、どこへでも持って行けます。ペクチンやミネラルが多いレーズン、干しイチジク、干しアンズ、干しプルーンなどを、おやつとして毎日少しずつ食べさせてみませんか。

ウクライナやベラルーシでは、甲状腺の病気と闘う子どもたちに、ペクチンがすすめられています。セシウムの排出効果が高いからです。

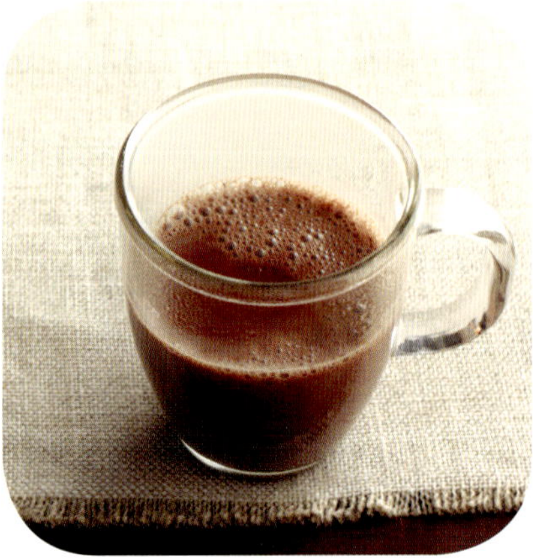

16 冷やしても美味しい 豆乳入りココア

材料

純ココア粉末 大さじ3
豆乳 3カップ
黒砂糖 大さじ1～3
水 大さじ3

作り方

❶鍋にココアと黒砂糖を入れ、水を加えてよく練る。
❷鍋を火にかけ、豆乳を少しずつ加えて混ぜ合わせる。

一口アドバイス

ココアはポリフェノールやミネラル、繊維質が豊富なため、放射能を体内から排出させる効果があります。ただし、砂糖は控えめにしましょう。

17 おやつに、夜食に、朝食にも
蒸しリンゴ

離乳食

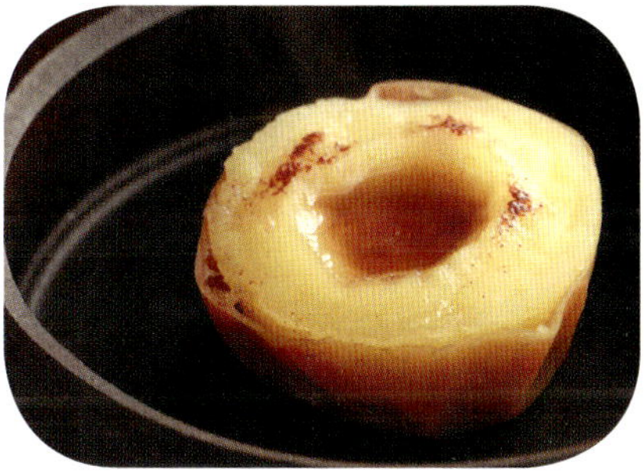

材料

リンゴ 2個、バター 少々、蜂蜜 少々
(好みで)シナモン 少々

作り方

❶リンゴをよく洗い、横に2つ割りして、種をスプーンで取る。
❷その部分にバターと蜂蜜をのせ、好みでシナモンを振り、湯気の上がった蒸し器で15〜20分蒸す。

一口アドバイス
セシウムはリンゴの生《な》り口(果実のヘタの部分)に溜まるので、深めに切りましょう。皮は食べないこと。

18 サプリメントに頼らず手作りで
リンゴペクチン

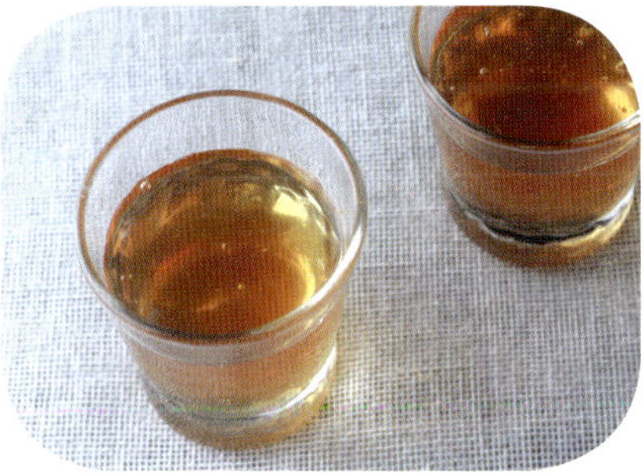

材料

リンゴ 2個(種と皮を取った正味600g)
クエン酸 5g(またはレモン果汁 100ml)
砂糖 400g
水 2カップ

作り方

❶リンゴをよく洗って皮をむき、8つ割りにし、芯を取って薄く切る。
❷❶をすぐに鍋に入れ、あらかじめクエン酸を入れて混ぜ、溶かしておいた水を加えて、加熱する。沸騰したら弱火で20分煮る。このときクッキングシートで鍋の縁に巻き込むように覆い、水分の蒸発を防ぐ。
❸別の鍋にザルを置き、その上に目の詰まった布を二重にして敷き、❷を注いで漉す。布から搾り出すとき、無理な力を加えないように注意する。約500mlの煮汁が取れる。
❹煮汁に砂糖を加えて20分加熱したら、ビンに詰めて冷やす。完全に冷めたら、ゼリー状になっているかを確かめる。濃度が薄いときは、さらに加熱して煮詰める。泡立っていたら濃すぎるので、薄めて使う。

一口アドバイス
ペクチンを抽出するときに酸性にする必要があるため、クエン酸を加えます。薬局で購入でき、小さなビン入りがおすすめです。保存は冷蔵庫で1週間。それ以上保存したいときは、冷凍してください。また、かなり甘いので、シャーベットにして少量食べたり、ジャムの代わりに使うとよいでしょう。布に残ったリンゴはそのままジャムとして利用できるし、カレーに入れてもいいですね。

ジュース

野菜や果物のジュースは、ビタミンやミネラルの宝庫です。しかも、とても消化しやすく、胃腸の負担も少ないため、食事療法としても用いられ、大きな成果をあげています。栄養を体の細胞の隅々まで運び、代謝を活発にし、排出を促進し、免疫力を高めることが評価されているのです。一方で、ビタミンのベータカロチンを錠剤で飲むと、肺ガンの確率を高めることがわかっています。ビタミンやミネラルは、サプリメントで摂るのではなく、手作りのジュースで飲みましょう。チェルノブイリ原発事故で被曝した子どもたちの免疫力を高め、放射能を体内に排出するために、野菜や果物のジュースがよく飲まれています。なお、産地や放射能測定値がわかっている野菜と果物を選んでください。

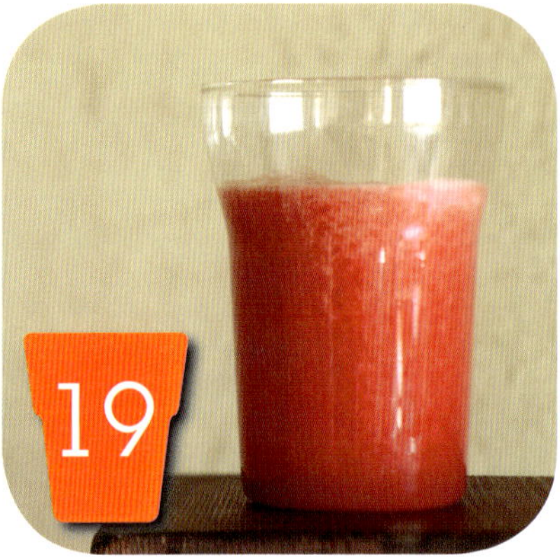

缶ジュースとは段違いです

トマトジュース 離乳食

材料(約 300ml、2人分)

トマト 5個、ミカン(またはレモン) 1 個

作り方

❶トマトをよく洗い、ジューサーに入る大きさに切る。

❷ミカンは皮をむいて半分に切る。

❸❶と❷をジューサーに入れて搾る。

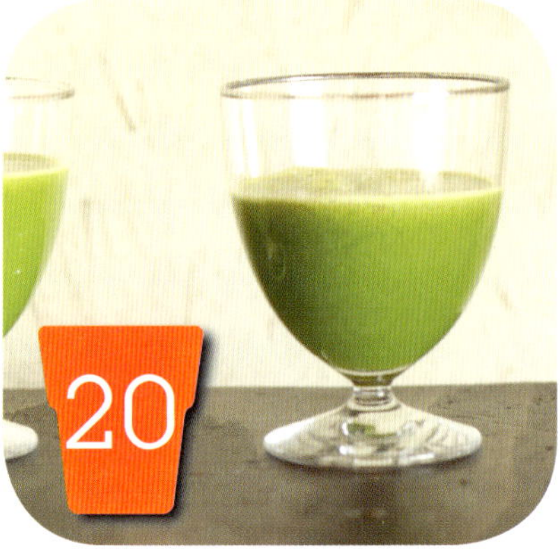

うまい、もう一杯

野菜ジュース 蜂蜜なしで離乳食

材料(約 300ml、2人分)

野菜(ブロッコリー、キャベツ、フダン草、小松菜、チンゲン菜など) 300g、リンゴ 1/2 個、ミカン 1個、(好みで)蜂蜜 適宜

作り方

❶野菜はよく洗い、ジューサーに入る大きさに切る。

❷リンゴをよく洗って皮をむき、芯を取ってジューサーに入る大きさに切る。

❸ミカンは皮をむいて半分に切る。

❹❶〜❸をジューサーに入れて搾る。好みで蜂蜜を加える。

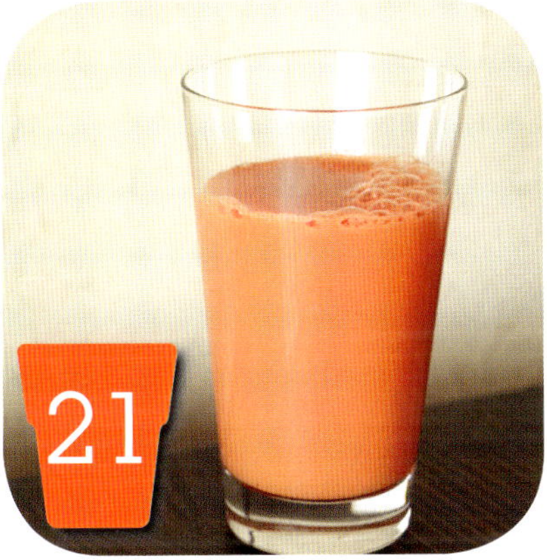

どうして、こんなに美味しいの

人参ジュース 離乳食

材料(約 300ml、2人分)

人参 3～4本(約 450g)、リンゴ 1/2 個
レモン(またはミカンやシークワーサーなどの柑橘類) 1/2 個

作り方

❶人参、リンゴ、レモンをよく洗って皮をむく。
❷人参と芯を取ったリンゴはジューサーに入る大きさに切り、レモンは皮をむき薄切りにして、種を取る。
❸❷をジューサーに入れて搾る。

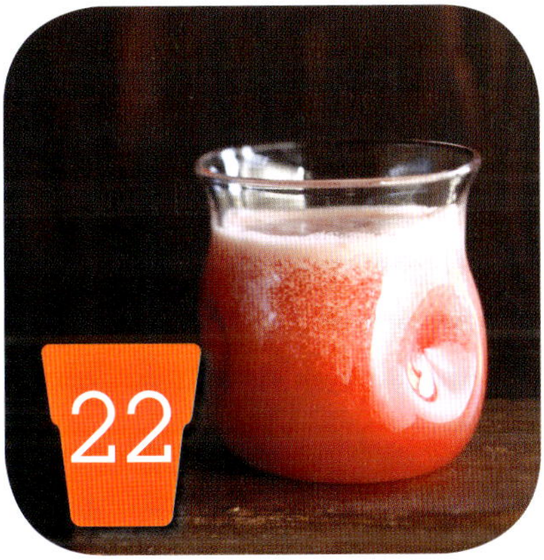

酸っぱいイチゴも甘く飲める

フルーツジュース

離乳食

材料(約 300ml、2人分)

イチゴ 15 粒、リンゴ(または梨、桃) 1/2 個 、ミカン(またはレモン) 1 個

作り方

❶イチゴはヘタを取り、よく洗う。
❷リンゴはよく洗って皮をむき、芯を取ってジューサーに入る大きさに切る。梨や桃の場合も同様にする。
❸ミカンは皮をむいて半分に切る。
❹❶～❸をジューサーに入れて搾る。

一口アドバイス

レモンの皮は苦味があるので、むいたほうが美味しく飲めます。また、外国産はポストハーベスト農薬(収穫後に農薬を散布する)の心配があるので、むいたほうが安全です。

煮る

葉物も根菜も、肉や魚も、汚染が強いシイタケも、ゆでるとかなり放射性物質を減らせます。また、セシウムは酢が大好きなようです。たとえば、キュウリに付着したセシウムは90%以上が酢に移行します。だから、これまで「体によい」「もったいない」などと言って飲んでいた酢漬けの液は、決して飲まないようにしてください。

青菜の栄養が体にしみこんでいく

23 ほうれん草のおひたし

塩・醤油なしで離乳食

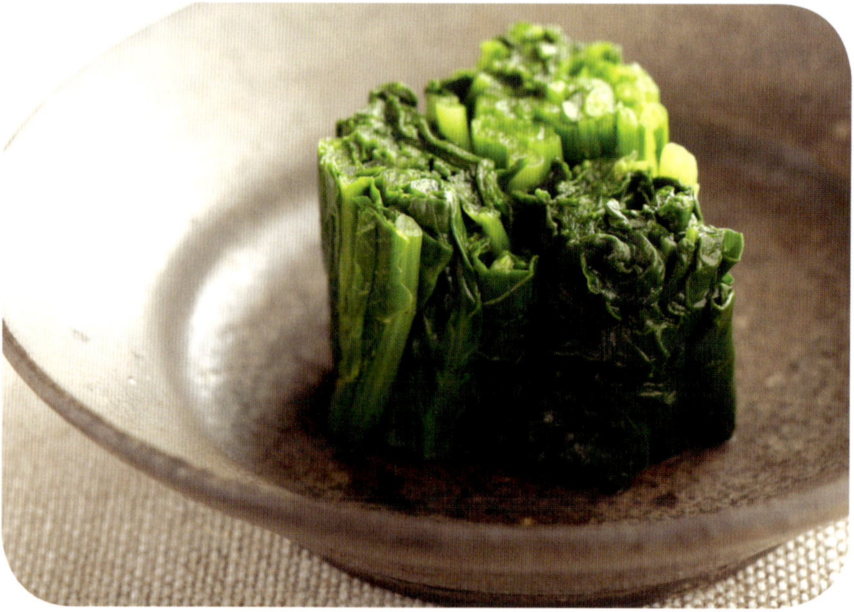

材料

ほうれん草 1束
塩 少々
醤油 少々

作り方

❶ほうれん草をよく洗う。
❷沸騰した湯に塩を入れ、ほうれん草をさっとゆでる。
❸軟らかくなったら冷水に浸す。あら熱がとれたら、軽く絞り、食べやすい長さに切り分ける。
❹食べるときは醤油をつける。

24

シンプルな料理が一番飽きない

なすの煮浸し

塩と醤油を入れずに煮て離乳食

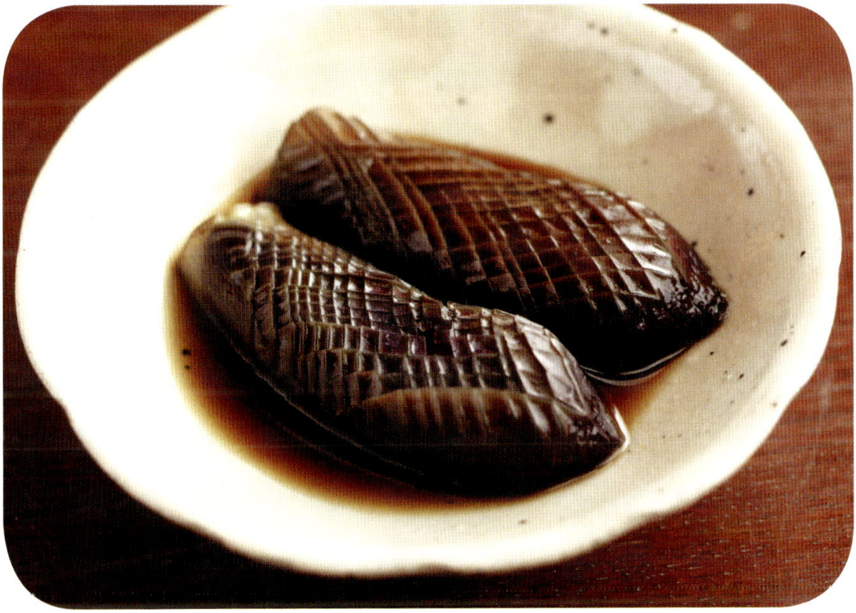

材料

なす 3～4本
昆布だし汁 1カップ
みりん 大さじ1
塩 少々
醤油 大さじ1/2

作り方

❶なすをよく洗う。
❷なすはヘタを取って縦半分に切り、表面に縦横に筋状の切り込みを入れ、好みの大きさに切る。
❸鍋になすを並べ、昆布だし汁、みりん、塩、醤油を入れて7～8分煮る。なすが軟らかくなったら出来上がり。

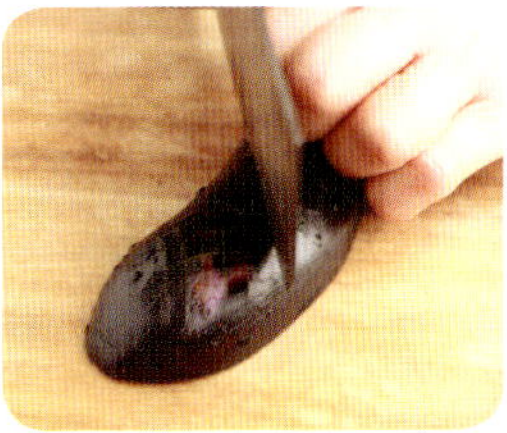

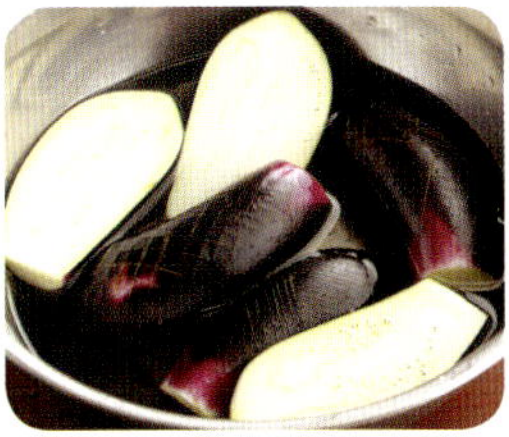

一口アドバイス
一緒に厚揚げやインゲンを煮るのも、美味しいです。

酢に漬ける

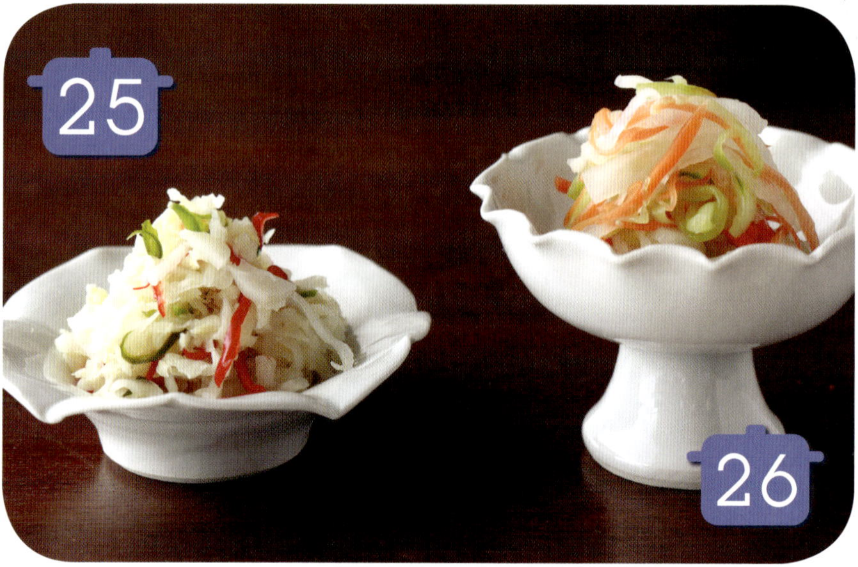

肉や魚のマリネの付け合わせに

キャベツの酢の物

材料

キャベツ 200g、緑と赤のピーマン 各1個、塩 少々、酢 大さじ2、砂糖 大さじ1

作り方

❶キャベツとピーマンをよく洗い、キャベツはザルにあげて水気を切る。
❷キャベツと種を取り出したピーマンを長さ5cmのせん切りにし、塩をまぶす。15～20分おいたら水に入れ、軽く水気を切り、ザルにあげて水気を絞る。
❸酢と砂糖を入れて、あえる。

冷蔵庫で2～3週間は保存できる

大根の酢の物

材料

大根 200g、キュウリ 1本、人参 60g
塩 小さじ1、酢 大さじ1、砂糖 大さじ1

作り方

❶大根、キュウリ、人参をよく洗い、皮をむく。
❷大根、キュウリ、人参を長さ5cmのせん切りにし、塩をまぶす。15～20分おいたら水気を切り、布かクッキングペーパーに包んでギュッと絞る。
❸酢と砂糖を入れて、あえる。

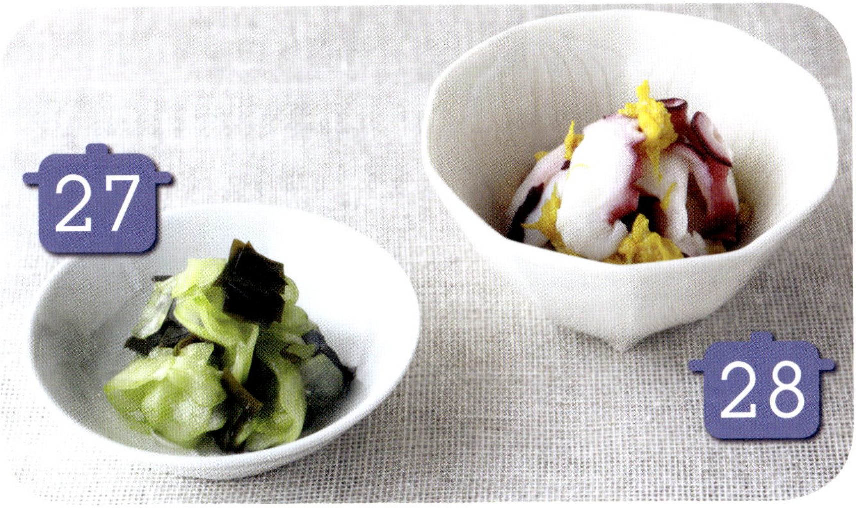

がぜん食欲が出てきます

キュウリの酢の物

材料

キュウリ 2本、生ワカメ（塩蔵）20g、塩 少々、酢 大さじ3、砂糖 大さじ1、醤油 少々

作り方

❶キュウリをよく洗い、皮をむく。

❷キュウリをスライサーなどで薄く小口切りにし、塩を振って3分ほどおいたら、水気を絞る。ワカメは水で戻し、水気を切って食べやすい大きさに切る。

❸キュウリとワカメを、酢、砂糖、醤油であえる。

タコは薄切り、子どもも食べます

タコと菊の花の酢の物

材料

ゆでダコ 100g、菊の花 50g、酢 大さじ2、みりん 大さじ1、塩 少々、砂糖 小さじ1

作り方

❶菊の花をよく洗い、ザルにあげる。

❷❶の花びらだけをむしり、酢（分量外）をたらした熱湯でさっとゆで、ザルにあげて水気を切る。

❸酢、みりん、塩、砂糖を混ぜ合わせて、漬け酢を作る。

❹タコをよく洗い、水気を切って、包丁で薄く削ぐ。

❺タコを漬け酢に浸し、菊の花びらを散らす。

＊魚の洗い方は17ページを参照してください。

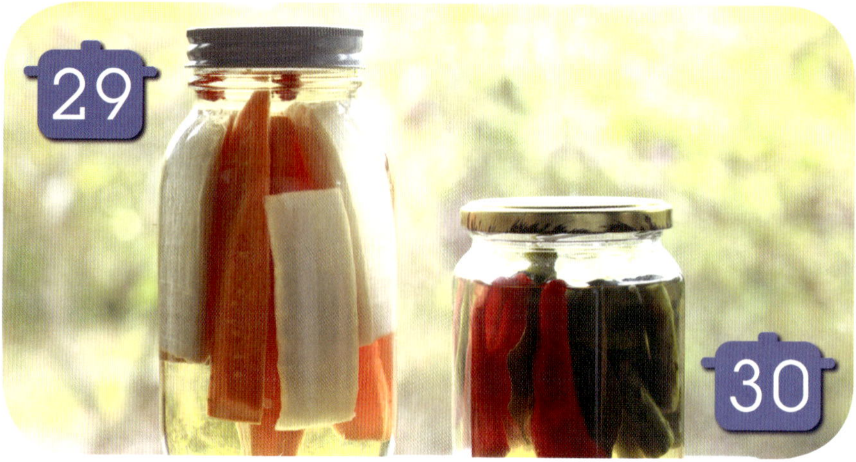

生姜やミョウガもいけます

大根と人参のピクルス

材料

大根 600g
人参 200g
塩 大さじ1
酢 2カップ
砂糖 400g
唐辛子 2本(好みで丸ごと)

作り方

❶大根と人参をよく洗う。
❷大根と人参の皮をむき、ビンに入る大きさに切る。塩を振って約10分おき、布に包んで水気をふき取る。
❸酢と砂糖を煮沸消毒したビンに入れて振り、よく混ぜて溶かし、❷と唐辛子を入れる。翌日か翌々日から、美味しく食べられる。

余った野菜の切れ端を酢漬けに

キュウリとピーマンのピクルス

材料

キュウリ 1本、緑と赤のピーマン 各3個、水 1/2カップ、砂糖 100g、ローリエ 2枚、黒コショウ粒 5～6粒、塩 小さじ1、酢 1カップ

作り方

❶キュウリとピーマンをよく洗う。
❷キュウリを塩(分量外)でよくもみ、縦半分に切ってから長さ4～5cmに切る。ピーマンは縦半分に切り、種を取り出し、さらに縦に3cm幅(ビンに詰めやすい大きさ)に切る。
❸鍋に水、砂糖、ローリエ、黒コショウ粒、塩を入れ、煮立てて溶かす。冷めたら酢を加える。
❹煮沸消毒したビンにキュウリとピーマンを詰め、❸を注ぎ、ふたをして冷蔵庫に入れる。翌日か翌々日から、美味しく食べられる。

塩水や酢水に浸けて煮る

31

究極は野菜だけ

肉と野菜のしゃぶしゃぶ

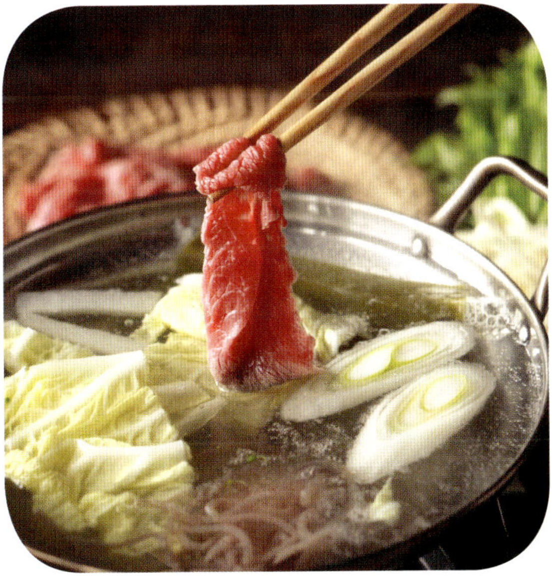

野菜だけで離乳食

材料

牛肉または豚肉の薄切り 200g、白菜 5〜6 枚、大根 150g、水菜またはチンゲン菜 1束、長ねぎ 1本、もやし 1袋、エノキダケ 100g、しらたき 1袋、昆布 10cm、水 2.5 カップ、酢・醤油 各大さじ3（たれ用）

一口アドバイス

我が家では先に野菜を入れ、肉は後からです。野菜の味がそのまま味わえて、仮に体調が悪いときでも体が温まり、いくらでも食べられます。また、肉の量が少なくてすむので経済的だし、健康にもよさそうですね。

作り方

❶野菜をよく洗う。
❷エノキダケは石づきを落としてよく洗い、ほぐす。
❸白菜は、白い部分は長さ6cm の棒切り、緑の部分は4cm のザク切りにする。水菜はザク切り、外側の皮を取った長ねぎは斜め薄切りにする。大根は皮をむき、長さ6cm の棒状に切る。
❹しらたきは熱湯でゆがいてアクを取り、ザルにあげて水を切り、長さ 4〜5cm に切る。
❺土鍋に水を入れ、昆布を入れておく。鍋を熱し、下処理をした肉と野菜を順に入れ、火が通ったものから食べる。酢と醤油半々のたれのほか、ポン酢や醤油をつけても美味しい。

＊肉の下処理は 17 ページを参照してください。

32

小さめに切ると子どもが食べやすい

鶏肉とれんこん、ごぼうの煮物

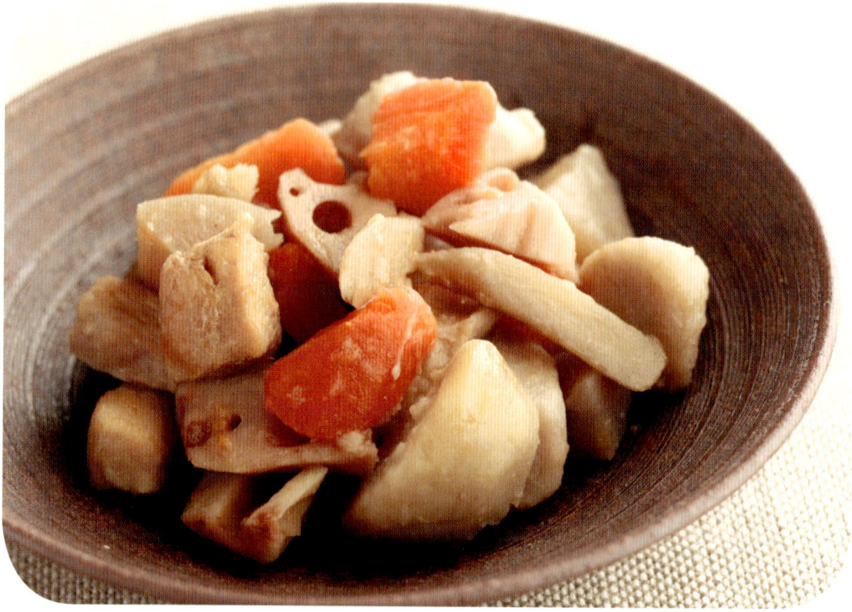

材料

鶏もも肉 200g
ごぼう 60g
里いも 4〜5個
人参 100g
れんこん 150g
こんにゃく 1枚
ゴマ油 大さじ1
水 1/2カップ
みりん 大さじ2
酒 大さじ1
塩 小さじ1/2
醤油 大さじ1

作り方

❶鶏もも肉は下処理をして3cm角に切り、熱湯に入れて、さっと火を通す(煮汁は捨てる)。
❷ごぼう、里いも、人参、れんこんをよく洗う。
❸ごぼう、里いも、人参、れんこんの皮をむき、小さめの乱切りにする。水から硬めに約5分ゆでて、ゆでこぼし、ザルにあげて水気を切る。
❹こんにゃくはスプーンで一口大にちぎり、熱湯でさっとゆでてアクを取る。
❺鍋にゴマ油を入れ、鶏肉、ごぼう、里いも、人参、れんこんを入れて炒める。油が回ったらこんにゃくを加え、水を入れる。煮立ったら、みりん、酒、塩、醤油を入れ、煮汁がほとんどなくなるまで煮る。

33

煮魚のうまみが大根を甘くする

赤魚と大根の煮物

醤油を入れずに離乳食

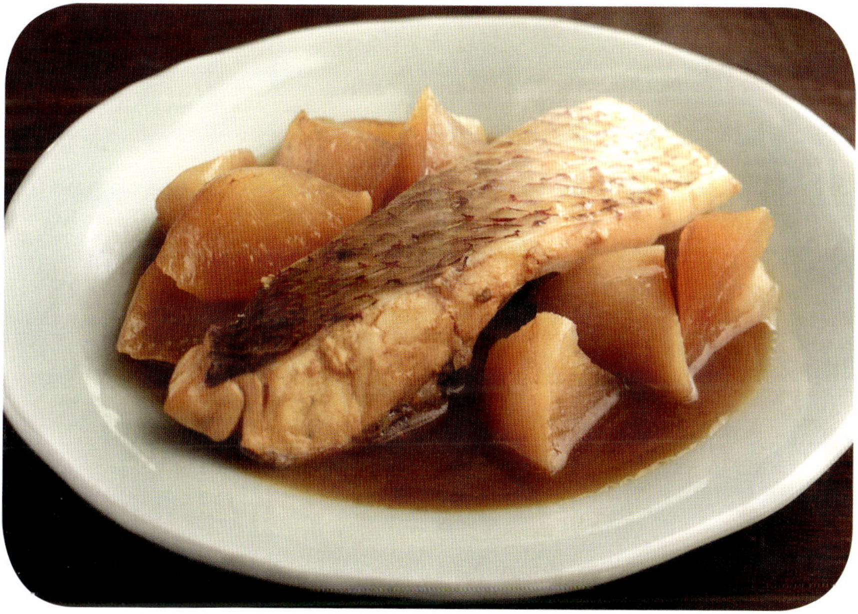

材料

赤魚切り身 2切れ
大根 300g
水 1カップ
みりん 大さじ2
酒 大さじ1
塩 少々
黒砂糖 小さじ1
醤油 大さじ 1/2

作り方

❶赤魚の下処理をする。
❷大根をよく洗う。
❸大根の皮をむき、小さめの乱切りにする。
❹鍋に大根と水、みりん、酒、塩、黒砂糖、醤油を入れて煮立てる。途中で上下を返しながら、20～30 分煮る。
❺大根が軟らかくなったら端によせ、❶を加えて、約 10 分煮る。

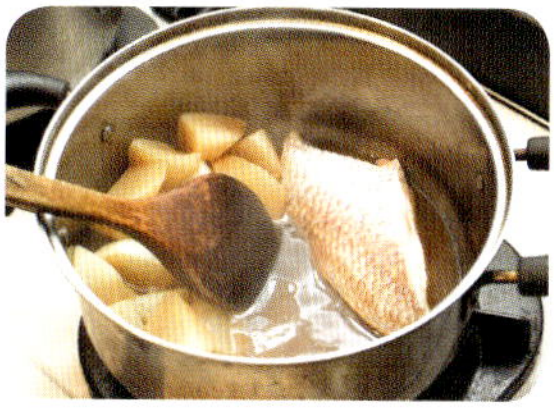

3 野菜の力で減らそう

セシウムはカリウムと性質が似ているので、体内でカリウムが不足するとセシウムを吸収しやすくなります。逆に言えば、カリウムを多く含む野菜を食べると、セシウムの吸収が抑えられるのです。また、放射性セシウムは体内に入ると筋肉などに取り込まれ、ガンマ線を出して DNA を傷つけます。ビタミン、ミネラル、アミノ酸には、そうした傷を修復する作用があるので、これらが多く含まれる野菜をたくさん食べましょう。

34

うれしいことがあると作るご飯

五目おこわ

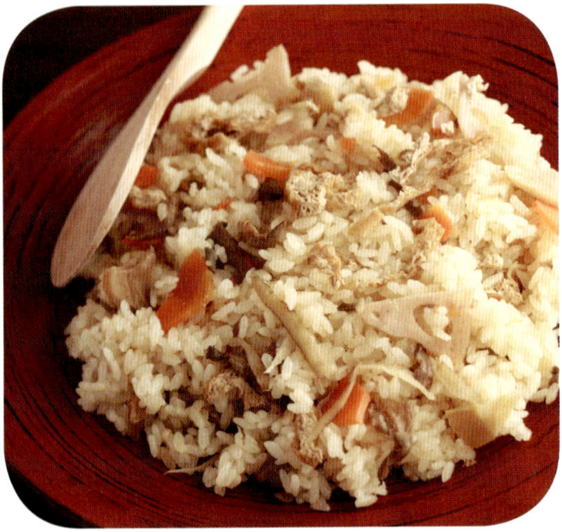

材料

米 2合
もち米 2合
人参 100g
ごぼう 50g
れんこん 100g
たけのこ（ゆでたもの） 100g
油揚げ 1枚
ヒラタケ（シイタケ、マイタケなど） 1パック
みりん 大さじ2
塩 小さじ1
酒 大さじ2
黒砂糖 大さじ1
醤油 小さじ1（塩を多めにすれば、入れなくてもよい）
水 1.5カップ（目安）

作り方

❶人参、ごぼう、れんこんをよく洗い、皮をむく。
❷ヒラタケは石づき切り落としてよく洗い、ほぐす。
❸人参、れんこん、たけのこは薄くイチョウ切りに、ごぼうはささがきにして水にさらす。
❹油揚げは熱湯をかけて油抜きし、縦に切ってから、細く短冊に切る。
❺鍋に人参、ごぼう、れんこん、たけのこ、ヒラタケ、油揚げを入れ、みりん、塩、酒大さじ1、黒砂糖、醤油を加え、少し水を足して、煮汁がなくなるまで 10～15 分煮る。
❻よく洗ってからといだ米を炊飯器に入れ、おこわの水加減にする。塩少々（分量外）、酒大さじ1を加え、❺をのせて炊く。

ニンニクでスタミナをつけましょう

35 ラタトゥイユ

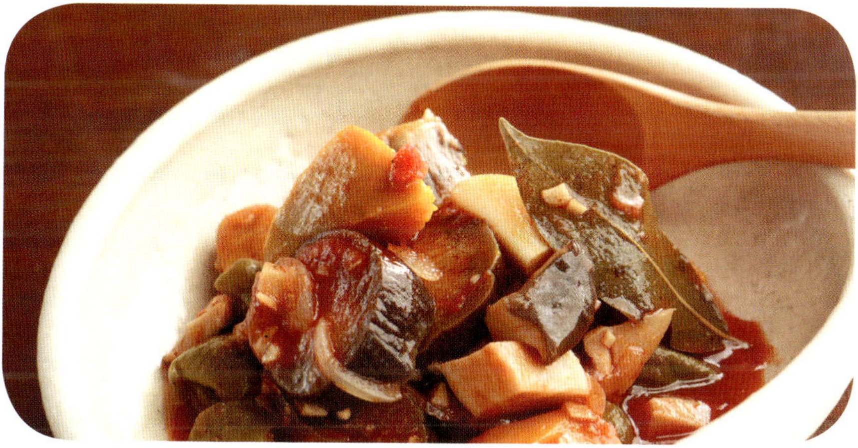

一口アドバイス

水は入れず、野菜から出る水分だけで煮る料理です。ここではトマトの皮をむかずに作りました。子どもが皮を嫌がる場合は、熱湯をかけると簡単にむけます。忙しい人は皮をむいてある缶詰を使うと便利です。

そのまま食べても美味しいし、マカロニやスパゲティにあえたり、水を加えてスープにしたりと、応用もできます。

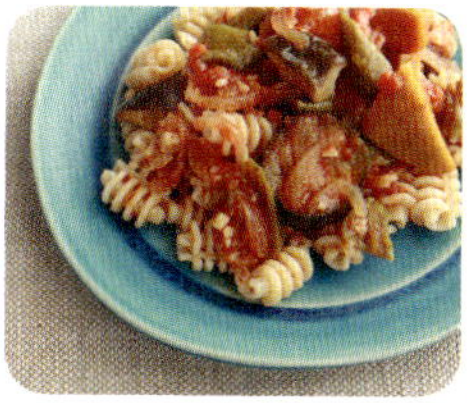

材料

トマト 中5個(またはトマト缶詰1缶 400g)、かぼちゃ 300g、なす 3本、ピーマン 2個、玉ねぎ 1個、エリンギ 100g、ニンニク 10かけ、ケチャップ 大さじ4、塩 小さじ1/2、コショウ 少々、白ワインまたは日本酒 大さじ3、オリーブ油 大さじ2

(好みで)タイム、バジル、ローリエなどの香草 少々

作り方

❶野菜とエリンギをよく洗う。

❷かぼちゃは皮をむき、種とわたを取り出して、乱切りにする。トマト、種を取ったピーマン、エリンギはザク切り、なすはヘタを取って輪切り、玉ねぎは皮をむいてせん切り、ニンニク5かけはみじん切りにする。

❸鍋にオリーブ油とみじん切りのニンニクを入れ、火にかけ、さっと炒めたら玉ねぎを入れ、透き通るまで炒める。切った野菜と皮をむいてヘタを取った丸のままのニンニク5かけを加え、塩、コショウ、好みで香草、白ワインを入れて、ふたをして弱火で10〜15分煮る。

❹ケチャップを加えて味を調える。ふたを取って、水分を少しとばしたら、出来上がり。

揚げ物を好まない女性に喜ばれます

36 野菜のピカタ

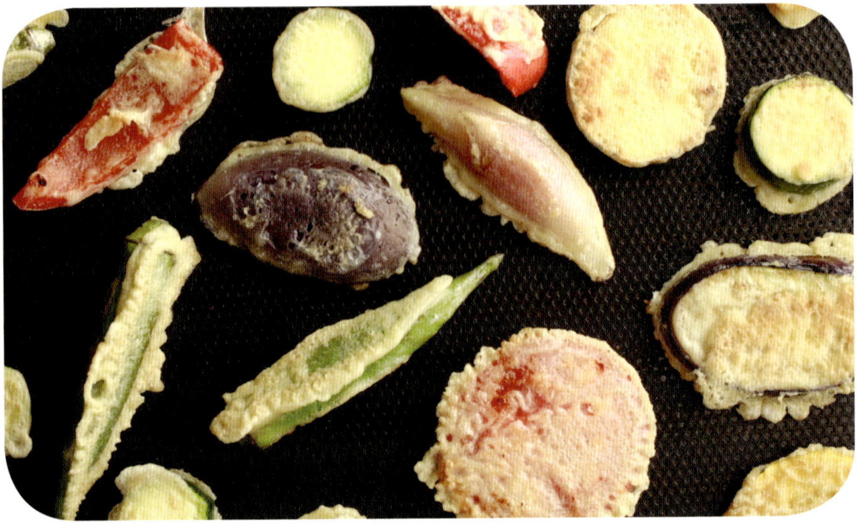

材料

なす 4本、インゲン 100g、ミョウガ 4個、オクラ 4本、トマト 1個、赤ピーマン（またはパプリカ）4個、かぼちゃ 30g、さつまいも 30g、ズッキーニ 50g、卵 1個、水 1カップ、小麦粉 1カップ、片栗粉 大さじ1、塩 少々、オリーブ油 大さじ1、大根5cm（おろし用）、酢・醤油 各50ml（たれ用）

作り方

❶野菜をよく洗う。
❷なすはヘタを取って縦に2～4等分にし、縦横に細かな切れ目を入れる。インゲンは長さ3～4cmに切る。ミョウガは大きければ縦半分に切る。オクラはヘタを落とし、包丁や指先で傷をつけておく。トマトは厚さ1cmの輪切りにする。赤ピーマンは縦半分に切り、種を取り出す。かぼちゃは皮をむき、種とわたを取り出して、串形に薄く切る。さつまいもは斜め薄切りにする。ズッキーニは厚さ0．5mmの輪切りにする。
❸卵を溶き、水を混ぜ、小麦粉と片栗粉、塩を入れて、さっとかき混ぜ、衣を作る。
❹ホットプレートの天板にオリーブ油をひき、❷に衣をつけて焼く。
❺大根おろしと酢醤油のたれにつけて食べる。

一口アドバイス
天ぷらにしても美味しい。

37 ほかのカレーは食べられない
チキンカレー

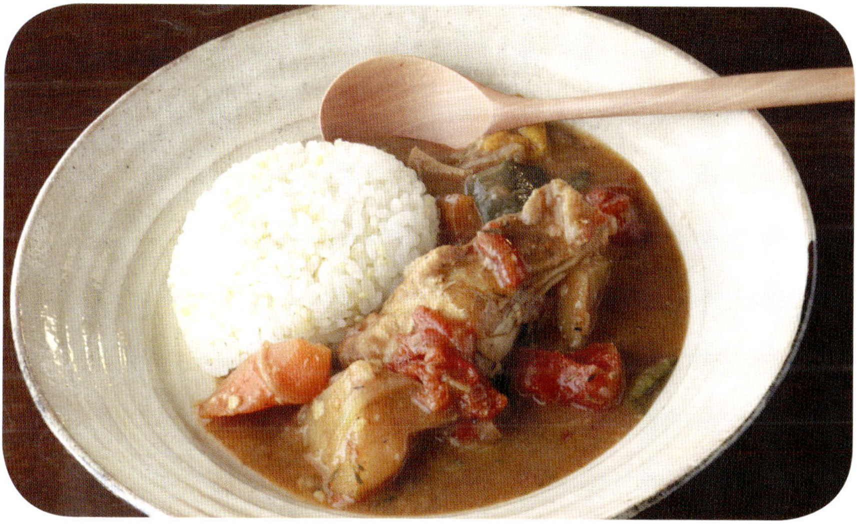

材料
骨付きチキン 4～6本
ジャガイモ 400g
人参 100g、玉ねぎ 200g
トマト 3個、ピーマン 4個
ズッキーニ 1本
エリンギ 100g
バター 大さじ2
小麦粉 大さじ3
豆乳 1カップ
水 5～6カップ
カレー粉 大さじ1
塩・コショウ 各少々
香辛料（ガラムマサラ、カルダモンなど）少々
ローリエ 4枚
ケチャップ 大さじ2
オリーブ油 大さじ2

作り方
❶野菜とエリンギをよく洗い、ジャガイモ、人参、玉ねぎは皮をむく。
❷ジャガイモ、人参、トマト、ズッキーニ、エリンギは乱切りにする。玉ねぎは縦半分に切り、薄切りにする。ピーマンは縦半分に切り、種を取り出して乱切りにする。
❸ルーを作る。鍋にバターを入れて弱火で玉ねぎを炒め、キツネ色になったら小麦粉を入れて炒め、豆乳を少しずつ加えて、溶きながらのばしていく。
❹別の鍋にオリーブ油を入れ、下処理をした骨付きチキンをまんべんなく焼いたら、水を加えて沸騰させる。塩・コショウ、香辛料、ローリエ、カレー粉を入れて約15分煮込み、ジャガイモ、人参、トマト、ピーマン、ズッキーニ、エリンギを加えて、さらに煮込む。
❺約15～20分煮込んで野菜が軟らかくなったら❸を加え、塩・コショウ、ケチャップで味を調える。

38

野菜が飽きずに食べられ、超ヘルシー

温野菜盛り合わせ

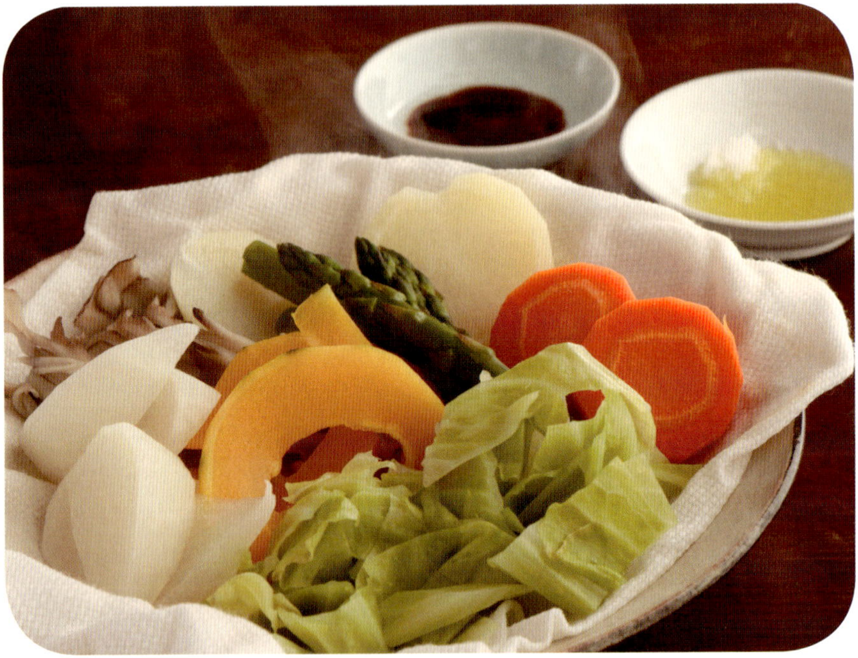

材料

ジャガイモ 150g
カブ 2個
キャベツ 100g
グリーンアスパラガス 4～6本
大根 300g
人参 150g
かぼちゃ 100g
マイタケ（施設栽培） 100g
オリーブ油と塩・コショウ 適宜（たれ用）
酢・醤油 各50ml（たれ用）

作り方

❶野菜をよく洗い、ジャガイモ、カブ、大根、人参、かぼちゃの皮をむく。かぼちゃは種とわたを取る。
❷マイタケは石づきを切り落としてよく洗い、ほぐす。
❸野菜を食べやすい大きさに切る。
❹蒸し器にふきんかキッチンペーパーを敷き、野菜を並べて５～10分蒸す。電子レンジを使う場合は６分程度。
❺好みのたれにつけて食べる。

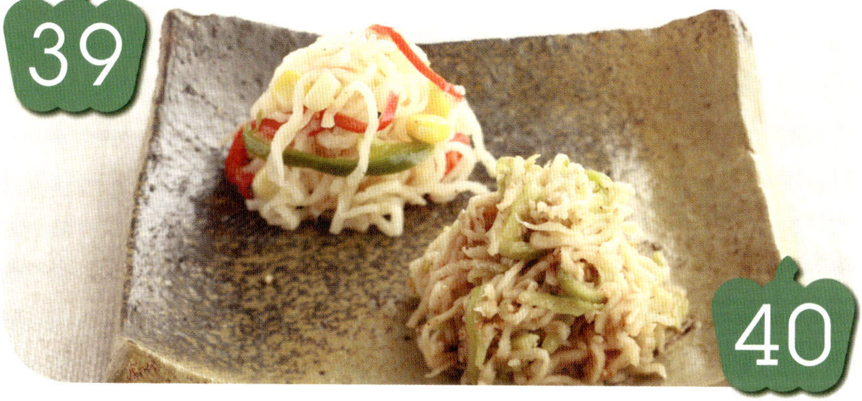

39

カルシウムが豊富な数少ない野菜

切り干し大根のコーン炒め

材料

切り干し大根 30g、パプリカ（赤） 1/2 個、ピーマン 1 個、コーン粒 大さじ2、酒 大さじ1、塩・コショウ 各少々、水 1/2 カップ、オリーブ油 大さじ 1/2

作り方

❶切り干し大根は 5 分ほど水に浸して戻す。戻し汁は取っておく。
❷パプリカとピーマンをよく洗う。
❸切り干し大根の水気を軽く切って、ザク切りにする。種を取り出したパプリカとピーマンは細切りにする。
❹鍋にオリーブ油を熱し、切り干し大根を軽く炒め、油が回ったらパプリカとピーマンも入れて炒め、酒を振る。
❺❹に❶の戻し汁 50ml と水を加え、コーンを入れ、強めの中火で汁気が少し減るまで煮詰めたら、塩・コショウで味を調え、汁気がほとんどなくなるまで煮詰める。

40

濃いうまさ!いくらでも食べられる

切り干し大根の中華風

材料

切り干し大根 30g、キュウリ 1 本、白炒りゴマ 大さじ2、酢 大さじ 1、砂糖 小さじ 1、オイスターソース 大さじ 1、ゴマ油 大さじ 1、塩 少々

作り方

❶切り干し大根は、たっぷりの水で戻す。
❷キュウリはよく洗い、皮をむく。
❸切り干し大根の水気を軽く切って、ザク切りにする。
❹キュウリは長さ 5cm の細切りにする。塩を振ってしばらくおき、水気を軽く絞る。
❺白炒りゴマ大さじ 1 をすり鉢でする。
❻酢・砂糖・オイスターソースを合わせて、よく混ぜる。
❼ボウルに、❸～❻とゴマ油を入れて、よく混ぜ合わせる。

一口アドバイス

切り干し大根はカルシウムが豊富なので、とくにストロンチウムに効果的です。

41

収穫の季節には無性に食べたくなります

芋　汁

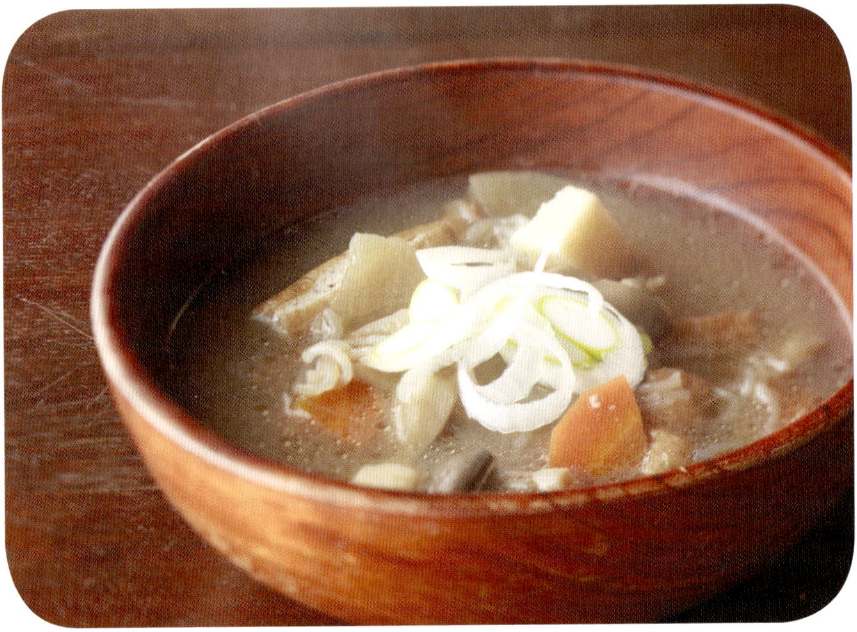

材料

里いも 5〜6 個
マイタケ（施設栽培） 100g
大根 200g
人参 100g
ごぼう 50g
長ねぎ 1 本
糸こんにゃく 1 袋
油揚げ 1 枚
水 4〜5 カップ
みりん 大さじ1
塩 小さじ1
酒 大さじ1
醤油 大さじ2〜3

作り方

❶野菜をよく洗い、皮をむく（長ねぎはあらかじめ外側の皮を取る）。
❷マイタケは石づきを切り落としてよく洗い、ほぐす。
❸里いもは食べやすい大きさに、大根と人参はイチョウ切りにする。ごぼうはささがきにして水にさらす。長ねぎは斜めに薄く切る。糸こんにゃくは熱湯でゆがいてアクを取り、ザルにあげて水を切り、長さ 4cm に切る。油揚げは熱湯をかけて油抜きし、細切りにする。
❹鍋に水を入れ、❷とネギ以外の❸を入れて火にかける。約 15 分煮て野菜が軟らかくなったら、みりん、塩、酒、醤油で味を調える。火を止めてから長ねぎを入れる。

白菜の甘み、うまみ、優しさが満載

42 白菜鍋

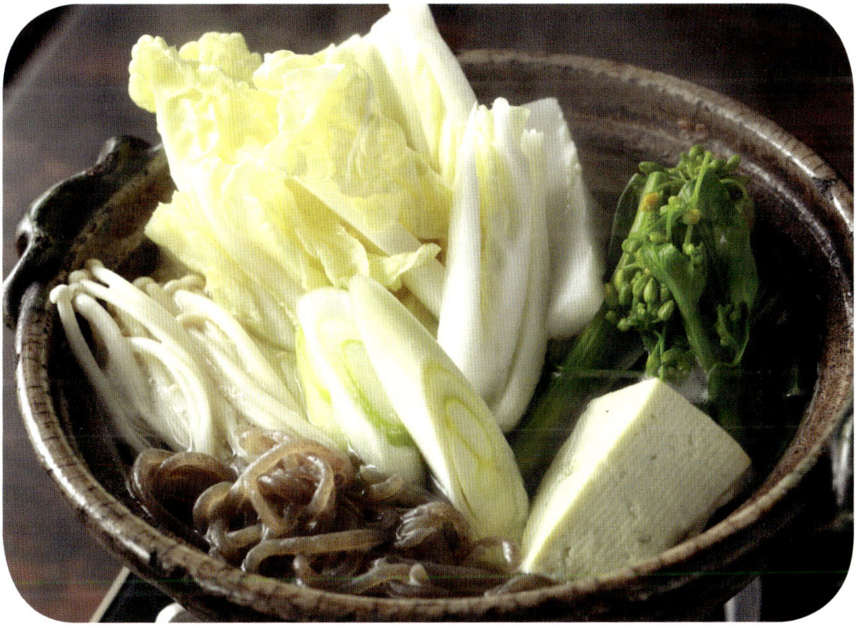

材料

白菜 4枚
大根 300g
アスパラ菜 1束
長ねぎ 1本
エノキダケ 200g
しらたき 1袋
豆腐 1丁
昆布 10cm
水 2.5カップ
塩 大さじ1
酢・醤油 各50ml(たれ用)

作り方

❶野菜をよく洗い(長ねぎはあらかじめ外側の皮を取る)、大根の皮をむく。
❷エノキダケは石づきを切り落としてよく洗い、ほぐす。
❸しらたきは熱湯でゆがいてアクを取り、ザルにあげて水を切り、長さ4cmに切る。
❹白菜は、白い部分は長さ5cmの棒切り、緑の部分は4cmのザク切りにする。アスパラ菜は長さ5cmに、大根は長さ5cmの棒切りに、長ねぎは斜め薄切りにする。豆腐は8等分に切る。
❺鍋に昆布を敷き、六分目ぐらい水を入れて火にかける。沸騰したら、塩を入れ、大根、白菜(白い部分が先)、長ねぎ、エノキダケ、しらたき、アスパラ菜の順に入れる。
❻軟らかくなったら、たれにつけて食べる。

豆乳嫌いの家族が「もう一杯」に変身

43 豆乳鍋

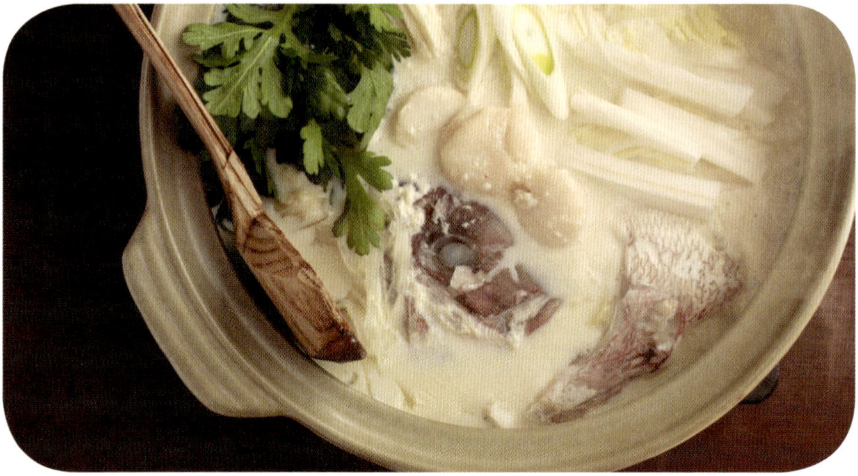

材料

小鯛 1匹(300g)、帆立貝柱 4～6個、白菜 4枚、春菊 1束、長ねぎ 2本、葛切り 100g、エノキダケ 200g、調整豆乳 2.5カップ、昆布 10cm、水 2.5カップ、酢・醤油 各50ml(たれ用)

作り方

❶小鯛と帆立貝柱の下処理をする。
❷白菜、春菊、外側の皮を取った長ねぎをよく洗う。
❸エノキダケは石づきを切り落としてよく洗い、ほぐす。
❹白菜は、白い部分は長さ6cmの棒切り、緑の部分は6cmのザク切りにする。春菊は長さ6cmに切り分け、長ねぎは斜め切りにする。
❺鍋に昆布を敷き、水と豆乳を入れて火にかける。沸騰して湯葉ができたら、小鯛と帆立貝柱を入れる。さらに、白菜(白い部分が先)、長ねぎ、葛切り、エノキダケ、春菊の順に入れる。
❻火が通ったら、酢醤油のたれにつけて食べる。好みで生姜やユズのすりおろしを薬味に添えるとよい。

一口アドバイス

放射性セシウムは、魚の内臓に溜まることがわかっています。だから、内臓を取り、よく洗うことが大切です。魚屋さんで内臓を取ってもらったときも、家で再度洗ってください。また、葛切りは、乾燥したまま鍋に直接入れて大丈夫です。

44

生臭いのが苦手な人もOK

海鮮味噌鍋

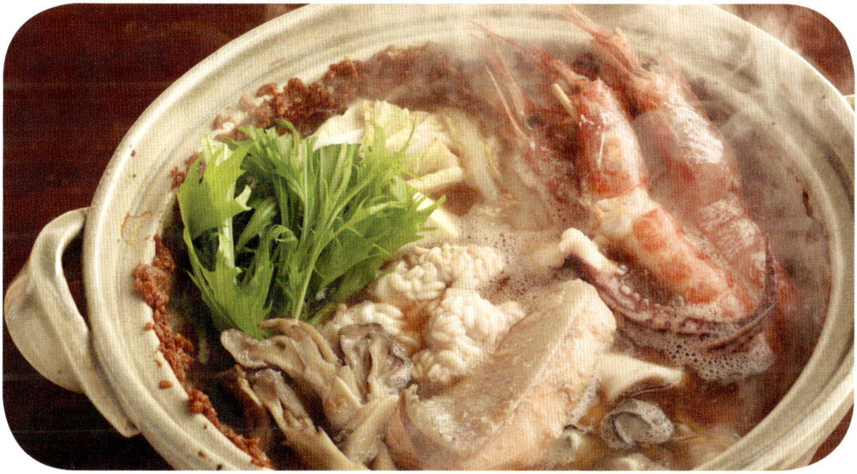

材料

海老 4尾、イカ 1杯、カキ 100g、生鮭 2切れ、白子 100g、白菜 4枚、水菜 1束、長ねぎ 2本、マイタケ（施設栽培）200g、豆腐 1丁、味噌 大さじ2、水 2.5カップ、酒 大さじ3

一口アドバイス

放射性物質対策で、塩や酢で洗ったり熱湯に入れたりしていますが、実はこれは「湯引き」という手法で、昔から寿司屋など生魚を扱う店で行われてきました。仕上げの形をよくしたり、表面を色よくしめる効果があります。ぬめりや生臭みもとれるので、一挙両得なのです。

作り方

❶魚介類の下処理をする。

❷海老は殻付きのまま背ワタを抜さ、丸まらないように串を刺す。イカは内臓を取り、皮をむいて、食べやすい大ささに切る。生鮭と白子は、食べやすい大きさに切る。

❸白菜、水菜、外側の皮を取った長ねぎをよく洗う。

❹マイタケは石づきを切り落としてよく洗い、ほぐす。

❺白菜と水菜は長さ5cmに切る。長ねぎは斜め切りし、豆腐は8等分に切る。

❻鍋のまわりに味噌を塗り、鍋を裏返して火でさっとあぶる。次に、水（鍋の六分目が目安）と酒を加えて煮立て、白菜、長ねぎ、マイタケ、魚介類、水菜の順に入れ、最後に豆腐を加える。

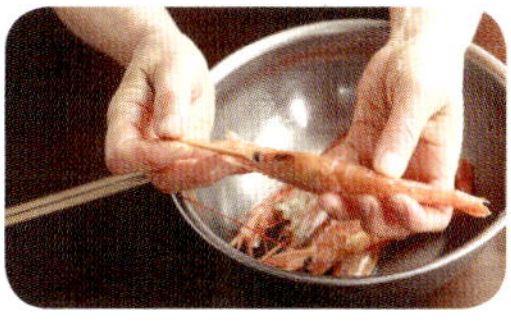

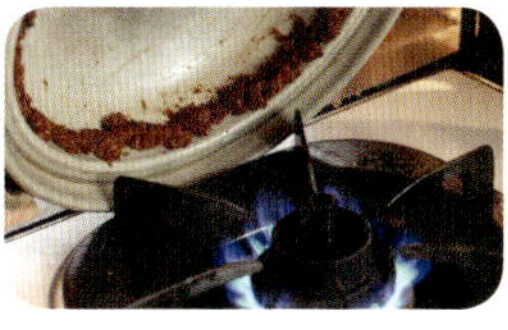

45 味噌味が病み付きになります
ほうとう鍋（うどん鍋）

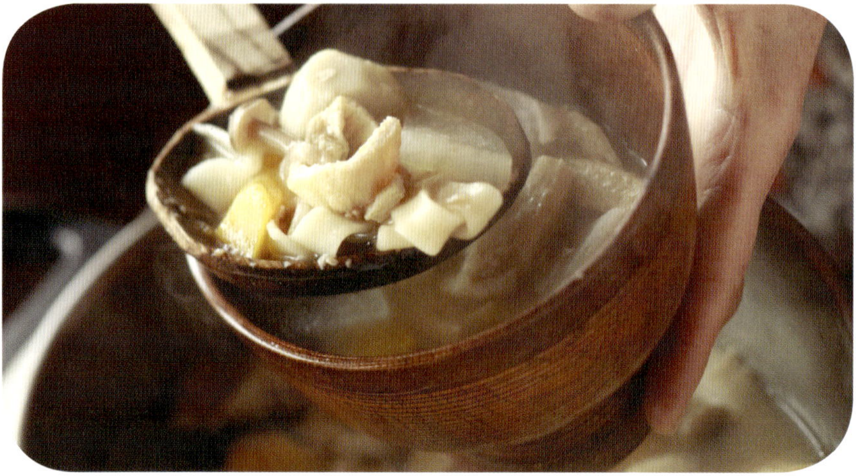

材料

ほうとう生うどん（または太い生うどん）４玉
かぼちゃ 400g
里いも ３～５個
大根 200g
長ねぎ １本
油揚げ ２枚
シメジ（施設栽培）100g
味噌 大さじ2
餅 ４個
昆布 10cm
水 ５カップ

作り方

❶かぼちゃ、里いも、大根、外側の皮を取った長ねぎをよく洗い、かぼちゃ、里いも、大根の皮をむく。
❷かぼちゃは種とわたを取り出して 1cm の角切り、大根は厚さ 5mm のイチョウ切り、長ねぎは斜め切りにする。里いもは食べやすい大きさに切る。油揚げは熱湯をかけて油抜きし、幅 1cm 程度に切る。シメジは石づきを取り、よく洗って、小房に分ける。
❸鍋に昆布を敷いて水を入れて煮立て、❷を入れる。煮立ったら弱火にしてアクを取り、野菜が軟らかくなったら、味噌大さじ１を溶き入れる。
❹ほうとう生うどんを鍋に入れ、残りの味噌を溶き入れて、約５分煮込む。火が通ったら餅を入れ、軟らかくなったものから食べる。

46

一番人気は大根です

野菜のおでん

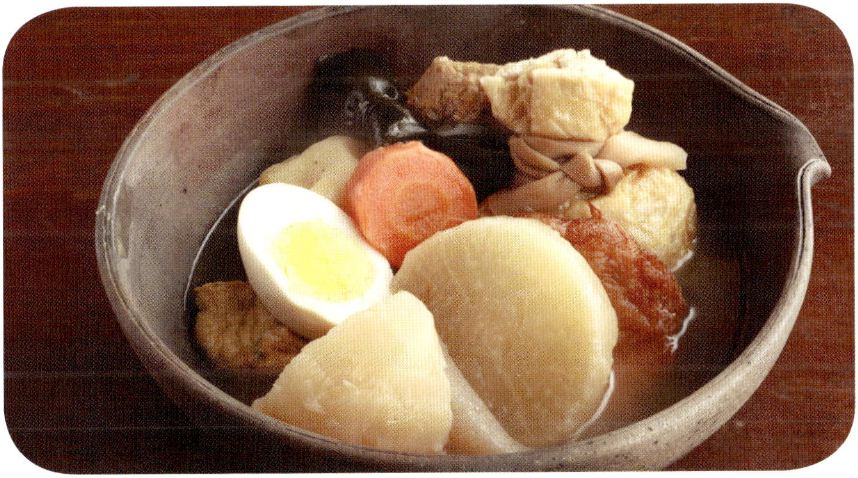

材料

大根 500g
人参 50g
カブ 3個(200g)
ジャガイモ 200g
こんにゃく 1枚
厚揚げ 1枚
がんもどき 小4個
さつま揚げ 4枚
竹輪 1本
卵 4個
早煮昆布(長さ 30cm) 4枚
水 5カップ
みりん 大さじ2
塩 小さじ1
黒砂糖 小さじ1
醤油 大さじ2
酒 大さじ1

作り方

❶野菜をよく洗い、皮をむく。
❷大根と人参は厚さ2cmの輪切り、カブは4つ割りにし、ジャガイモは半分に切る。こんにゃくは熱湯でゆがいてアクを取り、ザルにあげて水を切り、食べやすい大きさに切る。厚揚げ、がんもどき、さつま揚げ、竹輪は、食べやすい大きさに切り、竹輪以外は熱湯をかけて油抜きする。卵は15分ゆでて冷水に浸し、皮をむく。早煮昆布は半分の長さに切り、結ぶ。
❸鍋に❷を入れ、水をすべての材料にかぶるように加え、みりん、塩、黒砂糖、醤油、酒を加えて煮込む。味は、塩を加えることで調節する。

一口アドバイス

好みで餅巾着を入れると美味しいです。油揚げを半分に切り、もち米小さじ山盛り1を詰めて、かんぴょうで結んで作ります。かんぴょうは水に浸けて戻し、塩少々で軽くもんで、水洗いしておきます。

47

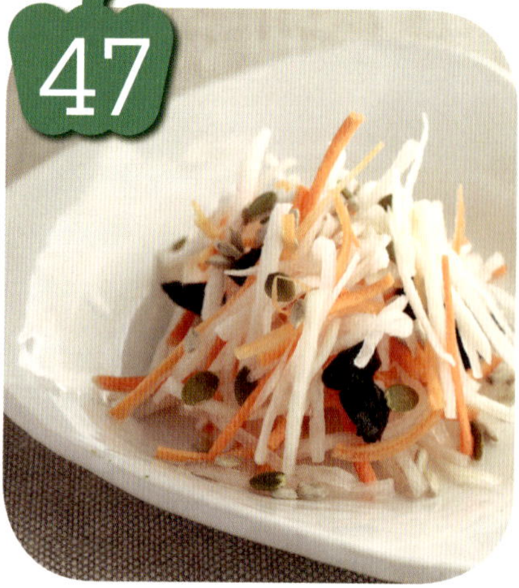

冬の大根でないと美味しくない

大根のサラダ

材料

大根 100g、人参 50g、山いも 100g、干したプルーン 5個、ひまわりの種 大さじ1、かぼちゃの種 大さじ1、塩 少々、醤油 少々

作り方

❶大根、人参、山いもをよく洗い、皮をむく。
❷大根、人参、山いもをせん切りにし、塩を振りかける。
❸❷を皿に盛り、4つ割りにしたプルーン、ひまわりの種、かぼちゃの種を飾る。醤油または好みのドレッシングで食べる。

48

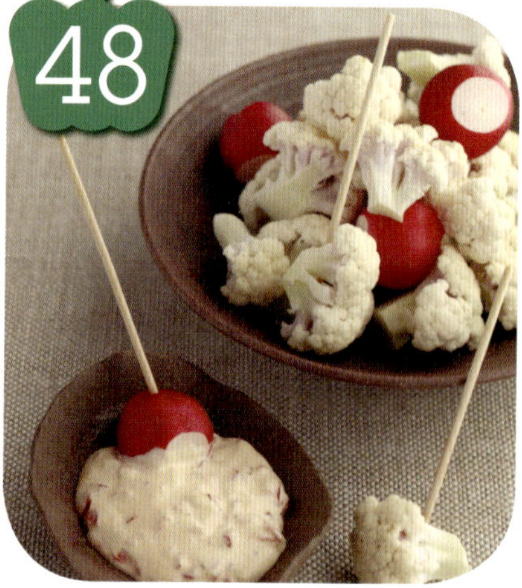

ブロッコリーも生で、いけます

カリフラワーのサラダ

材料

カリフラワー 1株、ラディッシュ 5〜6個、赤ピーマン 1個、アーモンドパウダー 大さじ1、マヨネーズ 大さじ2

作り方

❶カリフラワー、ラディッシュ、赤ピーマンをよく洗う。
❷カリフラワーを房に切りわけて、ラディッシュと一緒に皿に盛る。
❸赤ピーマンは種を取り出してみじん切りにし、アーモンドパウダーとマヨネーズに混ぜてドレッシングを作る。
❹❷にアーモンドドレッシングをつけて食べる。

一口アドバイス

1990年ごろに、アメリカで初めて生のカリフラワーを食べました。恐る恐る食べたのですが、かみごたえがあり、美味しかったのを、いまも覚えています。アーモンドパウダー入りの簡単ドレッシングで、いかがですか。

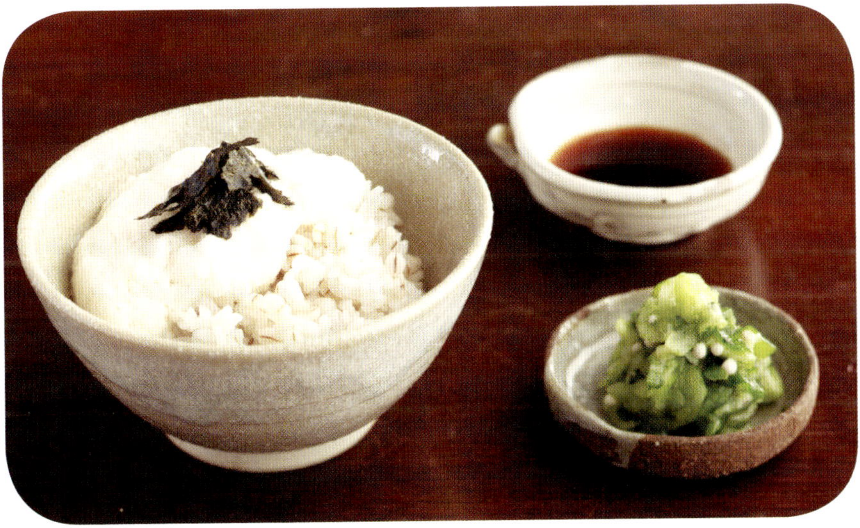

49

料理屋で食べた麦とろの味を再現

とろろご飯

材料

山いも 20cm
ご飯 4杯
焼き海苔 1/2枚
醤油(またはそばつゆ) 少々

作り方

❶山いもをよく洗い、皮をむく。
❷すりおろして、ご飯にのせ、焼き海苔をちぎって散らし、醤油かそばつゆをかける。

一口アドバイス
麦を入れたご飯がよく合います。

50

食欲がないときも、これでばっちり

夏野菜と青ジソの塩もみ

材料

オクラ 10本
キュウリ 1～2本
青ジソ 5枚
塩 小さじ1/2

作り方

❶オクラ、キュウリ、青ジソをよく洗う。
❷オクラは熱湯でゆでて冷水に浸し、厚さ0,5mmの輪切りにする。キュウリは皮をむいて薄い小口切りにする。青ジソはせん切りにする。
❸❷に塩を振って、よくもむ。

51

野菜嫌いも、丼一杯食べます

白菜の甘酢漬け

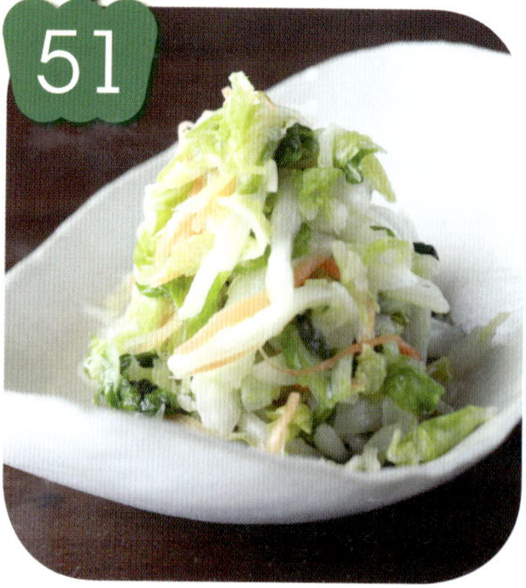

材料

白菜 半株(約1kg)、人参 150g、長ねぎ 1本、生姜 1かけ、塩 大さじ1、漬け汁(酢大さじ5、ゴマ油大さじ1、粗製糖大さじ3)

作り方

❶白菜、人参、生姜、外側の皮を取った長ねぎをよく洗う。人参と生姜は皮をむく。

❷白菜(白い部分も緑の部分も)は縦に長さ7cmに細く切る。人参は細切りにする。長ねぎと生姜はみじん切りにする(小さい子どもには、かみやすいように、人参を熱湯で約5分ゆでる)。

❸❷をよく混ぜて、塩を振り、15分くらいおいたら、水気を絞る。

❹❸に漬け汁を加えて混ぜる。1日おいたほうが、味がしみて美味しい。夏は冷蔵庫へ。

52

絶妙な取り合わせ

ひじき・トマト・玉ねぎのサラダ

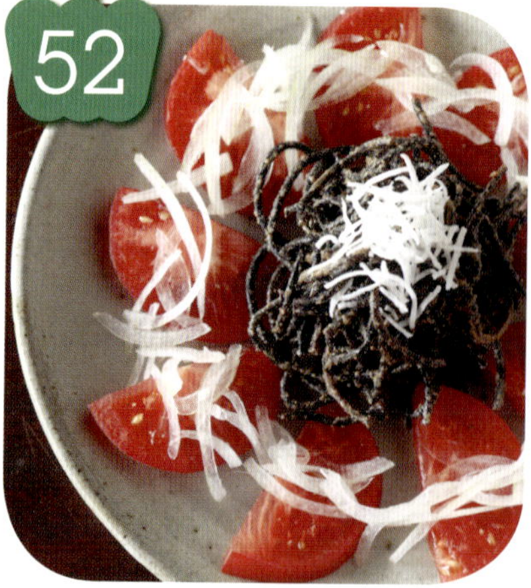

材料

ひじき(乾燥) 10g、トマト 3個、玉ねぎ 1個、ココナツ(ロング) 大さじ1～2、白すりゴマ 10g、オリーブ油 大さじ2、酢 大さじ2、塩・コショウ 各少々

作り方

❶水に浸けて戻したひじきをよく洗う。次に、熱湯でさっとゆでて冷水に浸し、ザルにあげて水気を切る。

❷トマトと玉ねぎをよく洗う。

❸ひじきは食べやすい長さに切る。トマトは縦に半分に切り、薄切りにする。玉ねぎは皮をむいて薄切りにする。

❹白すりゴマ、オリーブ油、酢、塩・コショウを合わせ、ドレッシングを作る。

❺皿に❸を盛り付け、ココナツ(ロング)を振りかけ、❹をよく振って、かける。

53

喜ぶ顔が見たくて、よく作りました

かぼちゃの春巻

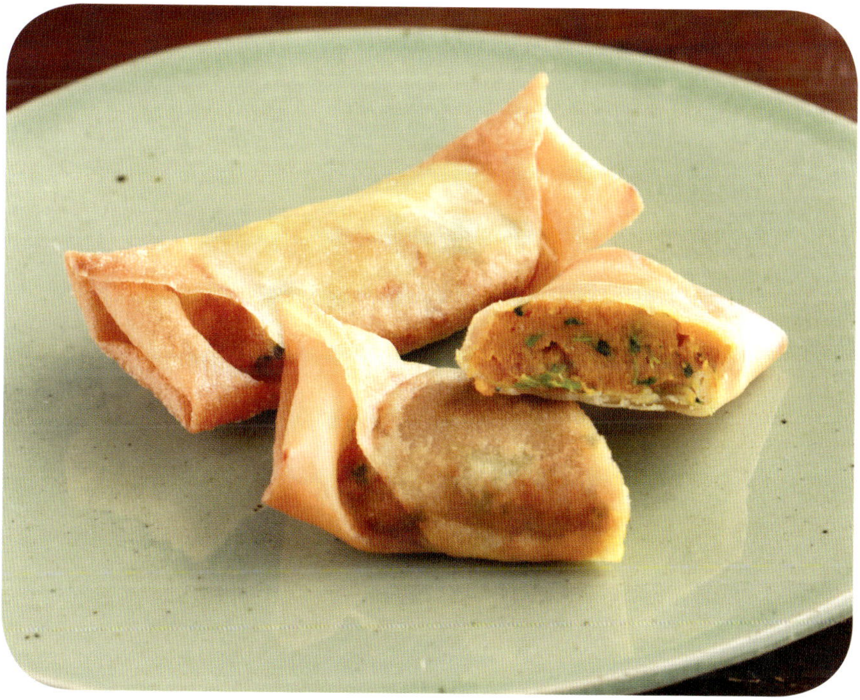

材料

かぼちゃ 500g
小松菜 2株
春巻の皮 8枚
小麦粉 小さじ1
塩 少々

作り方

❶かぼちゃと小松菜をよく洗う。
❷かぼちゃの皮をむき、種とわたを取り出して、食べやすい大きさに切る。
❸小松菜は熱湯でさっとゆでて冷水に浸し、水気を絞って、みじん切りにする。
❹かぼちゃを蒸し器で10〜15分蒸して、つぶし、❸を混ぜて塩を加え、8等分する。
❺春巻の皮に❹をのせ、巻き終わりを小さじ1の水で溶いた小麦粉で、のり留めする。
❻ 170〜180度の油で3〜5分揚げるか、250度に熱したオーブンでキツネ色になるまで5〜10分焼く。

二つのイモの甘みが相乗効果

54 さつまいものコロッケ

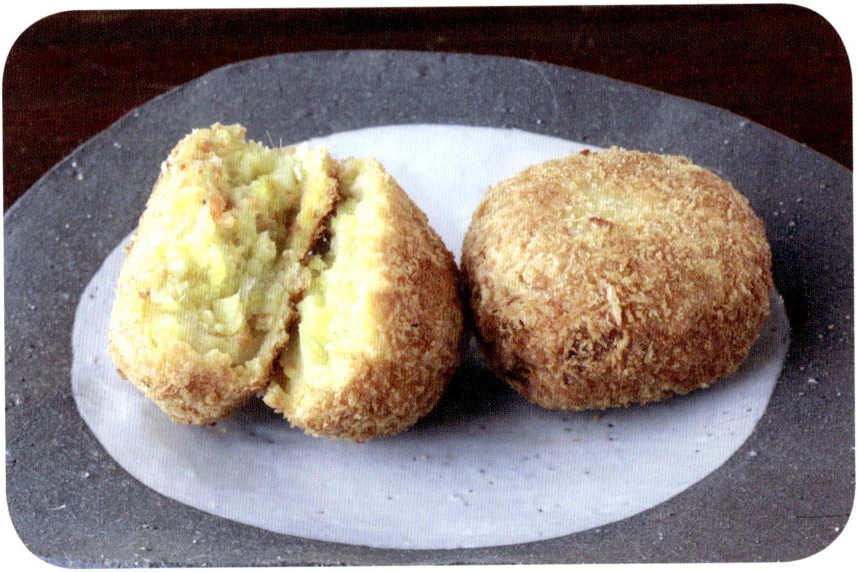

材料

さつまいも 300g
ジャガイモ 300g
玉ねぎ 1/2 個
人参 20g
ピーマン 2 個
塩・コショウ 各少々
オリーブ油 大さじ 1
小麦粉・パン粉 各適宜
溶き卵 1～2 個
揚げ油 適宜

作り方

❶野菜をよく洗う。さつまいも、ジャガイモ、人参、玉ねぎは皮をむき、ピーマンは種を取り出す。

❷玉ねぎ、人参、ピーマンはみじん切りにする。さつまいもは 3 等分し、ジャガイモは半分に切る。

❸熱したオリーブ油で玉ねぎ、人参、ピーマンを炒めてから、弱火で約 10 分蒸し煮し、塩・コショウで味を調える。

❹さつまいもとジャガイモを蒸し器で 20 分蒸し、熱いうちにつぶし、❸を加えてよく混ぜる。

❺冷めたら、8～10 個に分けて丸め、小麦粉、溶き卵、パン粉をつけて、170～180 度の油で約 5 分揚げる。

一口アドバイス

さつまいもとジャガイモを炊飯器に入れ、水大さじ 1 を入れて普通に炊いても、❹と同様の状態になります。

55

アーモンドをたっぷり振りかけて

豆とブロッコリーのグラタン

材料

金時豆(または大豆) 100g、ブロッコリー 1株、玉ねぎ 1個、小麦粉 大さじ3、豆乳 1カップ、塩 小さじ1/2、コショウ 少々、バター 30g、オリーブ油 少々、(好みで)タイム・パセリなどの香辛料、アーモンドスライス 20g

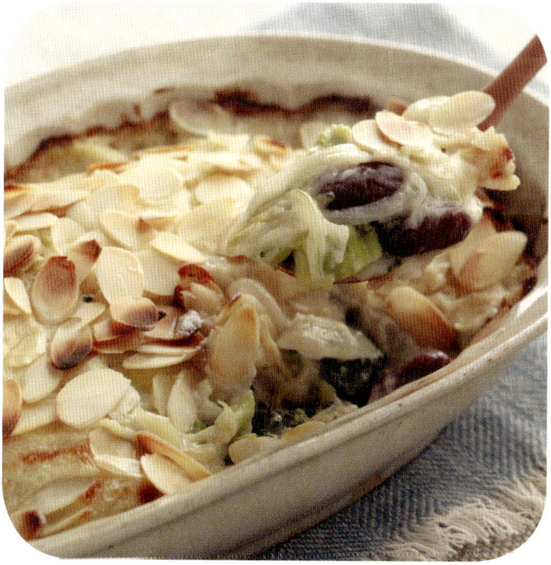

一口アドバイス

金時豆や大豆は、煮たものが缶詰や袋入りで市販されているので、それを使うのもよいでしょう。また、小麦粉のルーではなく、雑穀や玄米粉のグラタンも、おすすめです。その場合は、粟100gに水1カップ、塩・コショウを入れ、木ベラでかき回しながら強火で煮ます。フツフツと沸いてきたら弱火にしてふたをし、さらに10分煮てください。

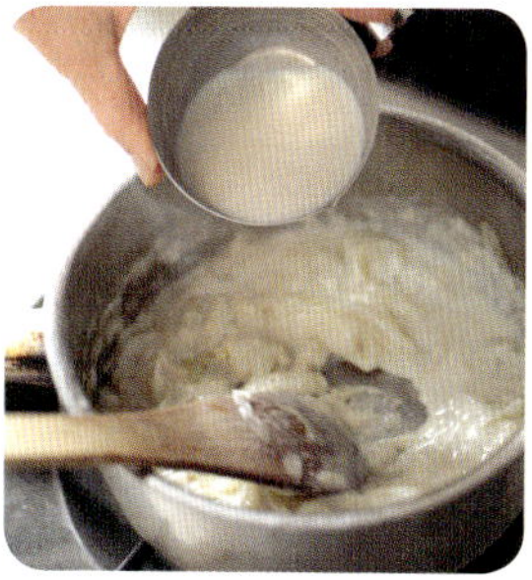

作り方

❶金時豆は水でよく洗い、たっぷりの水に一晩浸しておく。

❷ブロッコリーと玉ねぎをよく洗う。

❸ブロッコリーは小房に分けて硬めにゆで、一口大に切る。玉ねぎは皮をむいて縦半分に切り、薄切りにする。

❹金時豆は、水を入れ替えて中火にかける。煮立ったら煮汁を捨て、新たに豆が十分かぶる量の水を加え、豆が軟らかくなるまで中火で約1時間ゆで、塩少々(分量外)を加える。

❺ルーを作る。鍋にバターを入れて熱し、弱火で玉ねぎを炒め、キツネ色になったら小麦粉を加えてさらに炒め、豆乳を少しずつ加えていく。塩・コショウで味を調え、好みでタイム・パセリなどを加える。

❻耐熱容器にオリーブ油を薄く塗り、金時豆とブロッコリーを並べ、上から⑤を流し入れる。アーモンドスライスを上に散らす。

❼200度に熱したオーブンで、20〜25分焼く。

彩り鮮やかに、いろんな組み合わせを

56 五目おこわのおにぎり 野菜たっぷりのおべんとう

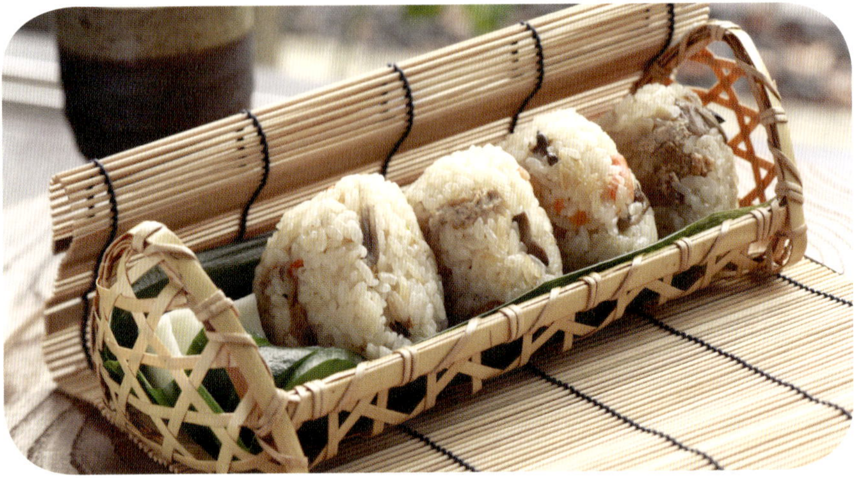

五目おこわ㉞

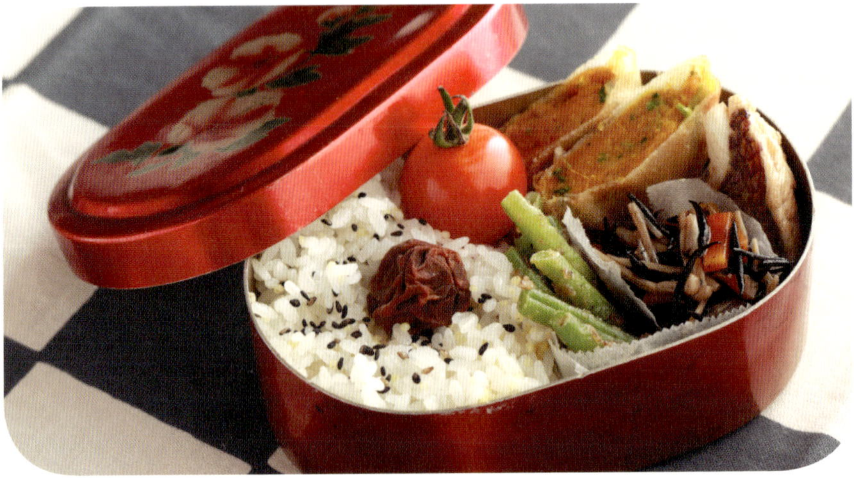

雑穀ご飯(66)、かぼちゃの春巻(53)、芽ひじきの煮物⑨、野菜のピカタ㊱、温野菜㊳、プチトマト、梅干し。

「うちの味噌でないと味噌汁が飲めない」と夫や子どもが言います。「市販のほとんどの味噌に入っている調味料の味が嫌だ」と言うのです。長く食べてきた味を体がしっかり覚えているのでしょう。

発酵食品は生きています。だから、味噌をポリ袋に入れて室温で保存すれば袋は自然に膨れあがるし、ぬか漬けはすぐに色が変わるし、たくあん漬けは毎日のように味が変わるのです。市販の味噌や漬物がちゃんと生きている発酵食品なのか、とても気になります。いつも同じ色と味にするために、調味料を入れて加熱した味噌、塩漬けしてぬかをまぶしただけのぬか漬け、調味液に入れただけのたくあん漬けになっているのではないでしょうか。ぜひ手作りして、生きている発酵食品を食べてほしいと思います。

57

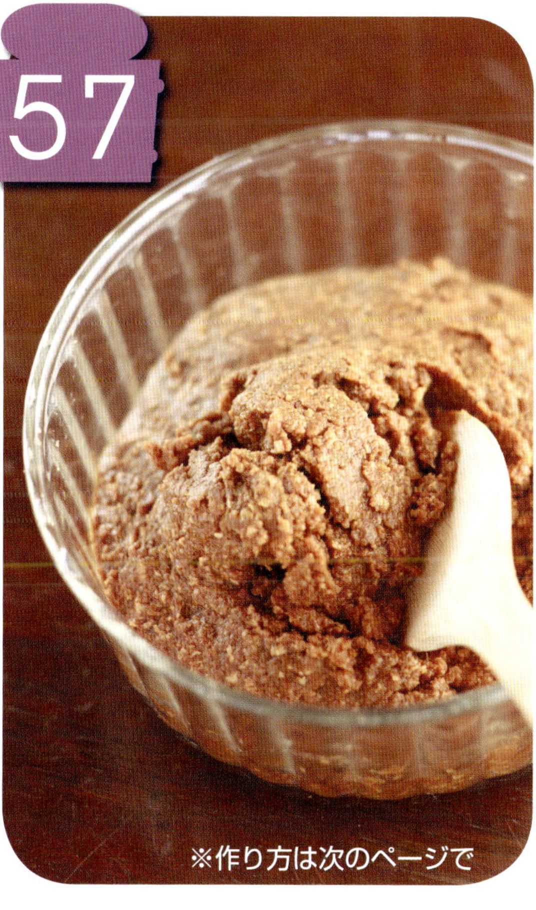

※作り方は次のページで

こんな簡単にできるんだ!

味噌

材料

大豆 2.5kg、麹 2.5kg
塩 1.3kg、(あれば)笹の葉

一口アドバイス

2～3年は保存します。プラスティック製の容器は可塑剤などの有機化合物の溶出が心配ですから、避けたいですね。樽がベストで、手に入りやすいのは、ホーロー製や陶製の容器です。また、白カビは酵母の一種で、うまみがあるので取り除かないほうがよいと言う人と、味噌の味を悪くすると言う人がいます。私は臭いをかいでみて、いい匂いだったら取り除きません。

重しは石ですが、市販品でもよいでしょう。6カ月ごろから使う人もいるようですが、我が家では早くても1年後からです。

作り方

❶大豆はよく洗い、2～3倍の量の水に一晩浸けておく。

❷麹は塩とよく混ぜ合わせる。手のひらでもみほぐすように均一にし、麹の一粒一粒がパラパラになったらOK。

❸一晩おいた豆は、いったんザルにあげて水を切り、さらに洗う。

❹大きな鍋にたっぷりの水と豆を入れて煮る。大豆が指でつぶれるくらいまで煮込む。目安は、弱火でコトコト8～10時間。ときどきアクを取り、吹きこぼれに注意する。なお、圧力鍋を使うときは、おもりが動き出したら弱火にして5～6分煮込み、火を止めて5分蒸らす。大豆のゆで汁の吹きこぼれやノズルの目詰まりを防ぐために、3～5分ほど煮て泡（アク）を取り除いてから、圧力鍋のふたをするとよい。

❺大豆が煮えたら、ザルにあげる。煮汁（種水）は後で使うので、捨てない。

❻冷めないうちに大豆をすりこぎなどですりつぶす。多少の粒が残ってもかまわない。ミンサー（挽き肉機）で挽くと、簡単にできる。

❼すりつぶした煮豆に❷をムラなく混ざるように気をつけ、❺の煮汁を足しながら、粘土程度の硬さになるまで混ぜ合わせる。

❽仕込み用の樽底に塩ひとにぎり（分量外）を振り、❼をゲンコツ大程度の玉に丸めて投げ入れる。

❾すきまのないように隅々まで、しっかりと詰め込んだら、表面を平らにしてひとにぎりの塩（分量外）を振る。あれば、笹の葉を敷きつめてラップで覆い、押しぶたをして、重しを置く。重しの目安は、仕込む重量の2～3割。

❿日が当たらず、温度変化の少ない涼しい場所に保管して、熟成させる。

⓫3カ月くらい経つと熟成が進んでくるので、天地返しする（上と下を入れ替える）か、別の容器に移し変えて、表面を平らにする。このとき黒カビや緑色などのカビを見つけたら、取り除く。

⓬❾と同じように笹の葉を敷きつめ、ラップで覆い、押しぶたをして、重しを置く。

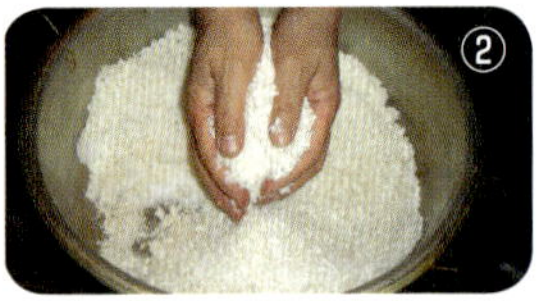

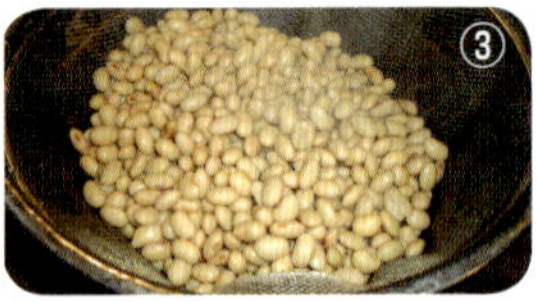

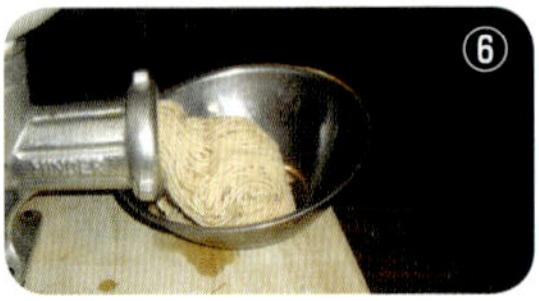

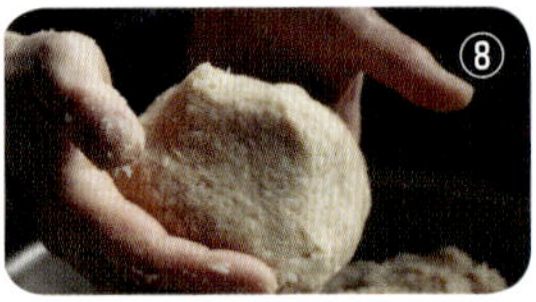

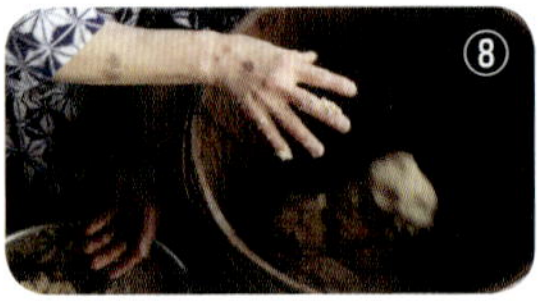

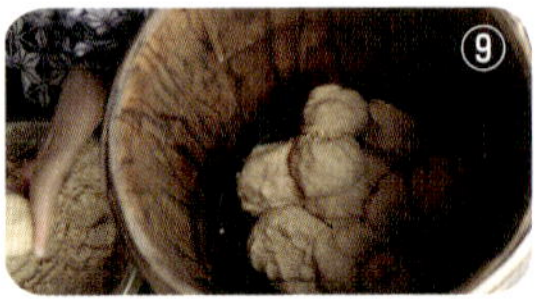

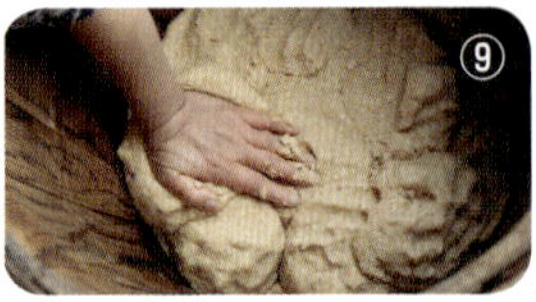

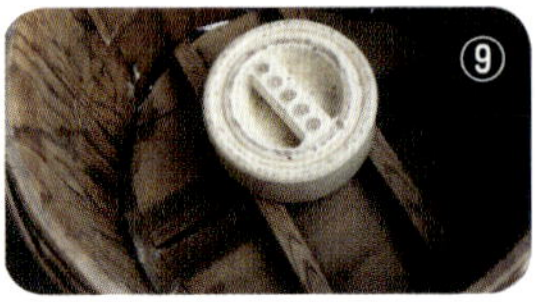

58

お替わりある?と必ず聞かれます

カブの味噌汁

材料

カブ 3個(200g)、昆布だし汁 4~5カップ、塩 少々、味噌 大さじ1~2

作り方

❶カブは実と葉を切り離し、よく洗う。実は皮をむく。

❷熱湯に塩を入れ、カブの葉を入れてゆでる。軟らかくなったら冷水に浸し、あら熱がとれたら、好みの大きさに刻んで、水気を軽く絞る。

❸カブの実を8等分にして鍋に入れ、昆布だし汁を加えて煮る。実が軟らかくなったら、味噌を溶き入れ、葉の部分を適量散らす。

一口アドバイス

葉の残りは、おひたしで食べましょう。

59

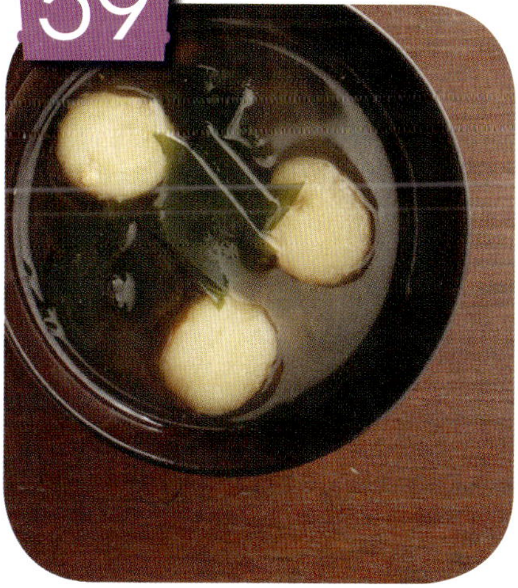

ワカメ大好き、
ついたくさん入れちゃう

ワカメと麩の味噌汁

材料

乾燥ワカメ 10g、麩 20g、長ねぎ 10cm、昆布だし汁 4~5カップ、味噌 大さじ1~2

作り方

❶長ねぎは外側の皮を取って、よく洗う。

❷ワカメは水で戻し、細かく切る。長ねぎは小口切りにする。麩は水に浸けて戻し、軽く絞る。

❸昆布だし汁を煮立て、ワカメと麩を加える。一煮立ちさせたら味噌を溶き入れ、長ねぎを散らす。

しょっぱい味噌漬けが苦手な人にぴったり

60 野菜の簡単味噌漬け

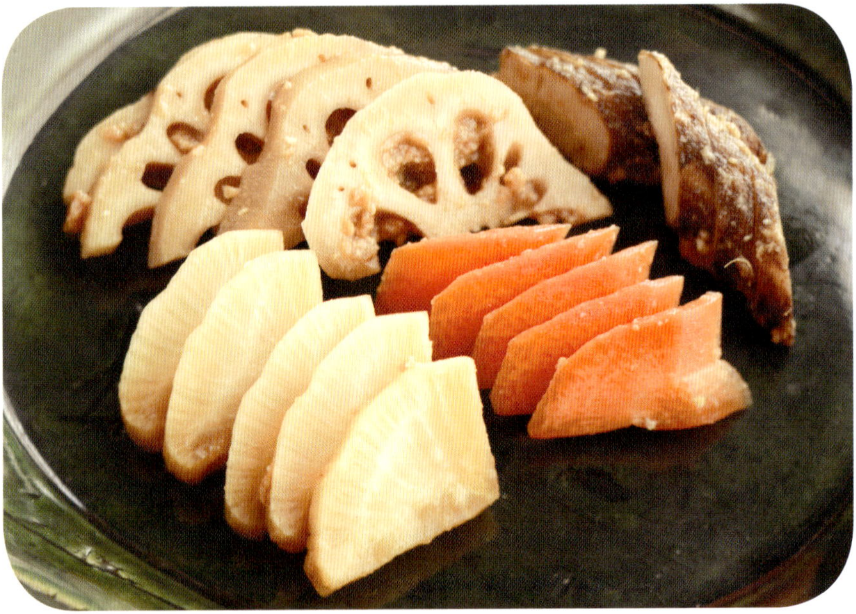

一口アドバイス

2～3時間で食べられますが、味噌漬けらしい味が出るのは2日後くらいから。味噌は洗い落としてもよいし、からめて食べてもよいでしょう。また、味噌床は、味噌があるうちは何回でも使えます。保存は冷暗所で1カ月程度。夏なら冷蔵庫へ。

材料

れんこん 500g、ごぼう 20cm、大根 10cm、人参 10cm、生姜 1かけ、味噌 200g、黒砂糖 50g

作り方

❶味噌と黒砂糖をよく混ぜ合わせ、味噌漬けの床を作る。容器は、ふたができるホーロー製、陶製、ガラス製を使う。

❷野菜をよく洗い、皮をむく。

❸野菜を漬かりやすい大きさに切る。

❹❸に塩(分量外)を両手でまぶして約10分おき、布で水気をふき取り、味噌をからめながら味噌床に並べる。その上に、水分を吸い取るための布かクッキングペーパーなどを敷く。

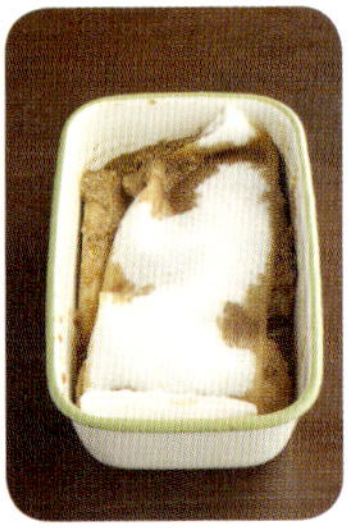

魚も肉も美味しくなって、保存もできる

61 タラの簡単味噌漬け

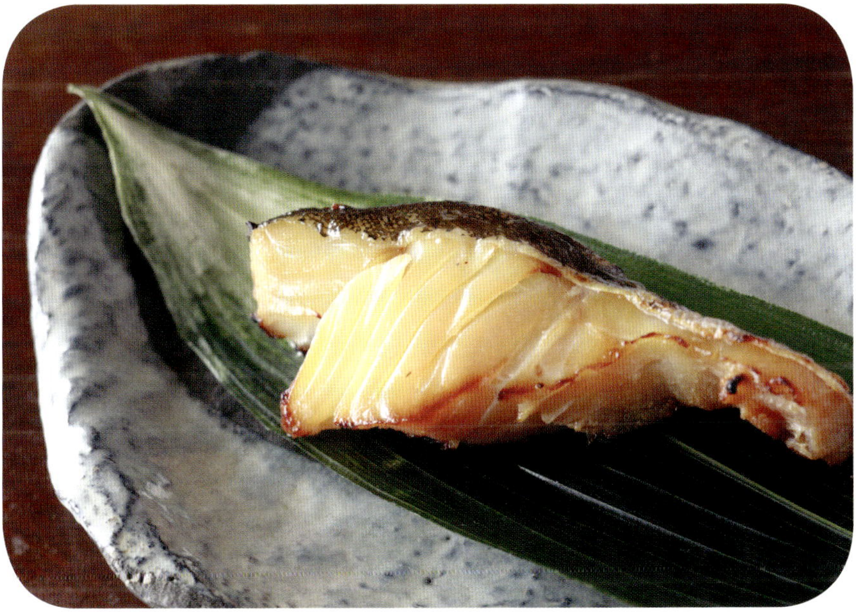

一口アドバイス

翌日に食べられます。夏は冷蔵庫に入れて保存してください。味噌は洗い落としてもよいし、からめて食べてもよいでしょう。生の魚は塩(目安は4切れで大さじ1)を振ってから漬けてください。アジやホッケは、開いてあるもののほうが漬かりやすくなります。

肉でもOK。その場合も塩を振ってください。

材料

塩ダラ 2～4切れ、味噌 200g、黒砂糖 50g

作り方

❶味噌と黒砂糖をよく混ぜ合わせ、味噌漬けの床を作る。容器は、ふたができるホーロー製、陶製、ガラス製を使う。

❷タラの下処理をする。

❸タラを、味噌床に漬ける。味噌をからめながら容器に入れていくと、味噌の量が200gより少なくても、よく漬かる。

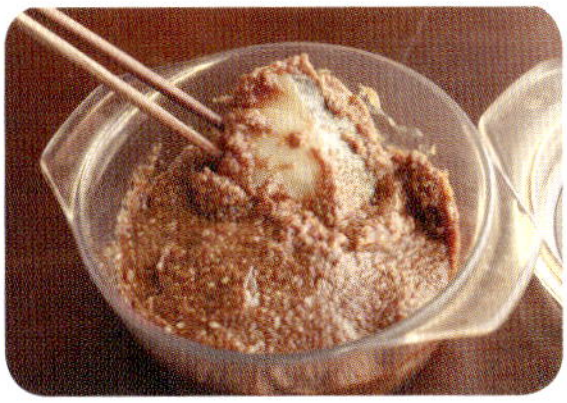

62

体がポカポカ温まります

鮭と大根の粕煮

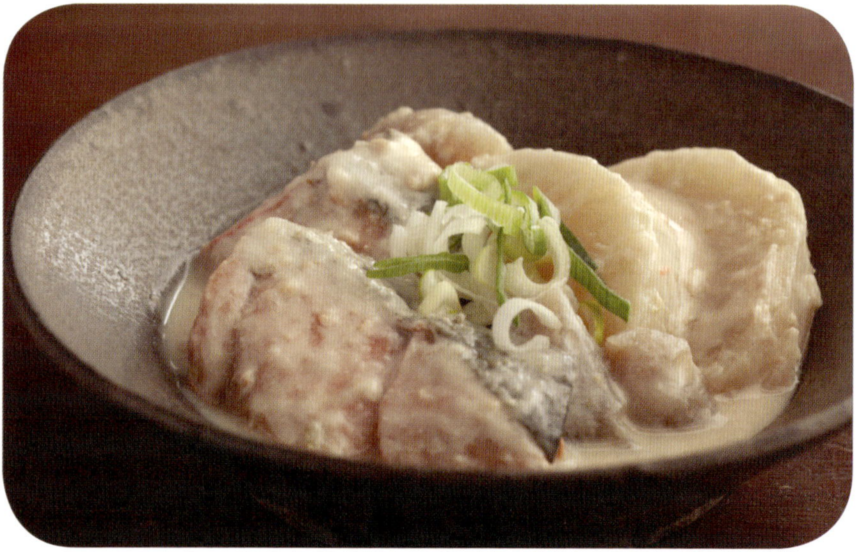

材料

大根 600g(1/2 本)
生鮭 2切れ
こんにゃく 1枚
長ねぎ 10cm
昆布 10cm
水 3カップ
酒粕 100g
味噌 大さじ1～2

作り方

❶大根と外側の皮を取った長ねぎをよく洗う。
❷鮭の下処理をする。
❸大根は厚さ3cm に切る。長ねぎは小口切りにする。こんにゃくはスプーンで一口大にちぎり、熱湯でゆがいてアクを取る。
❹鍋に昆布、水、大根、こんにゃくを入れ、落としぶたをして煮る。15～20 分で大根が軟らかく煮えたら、鮭を入れて約 10 分煮立て、アクを取る。
❺酒粕をちぎって入れ、さらに味噌を入れて混ぜる。
❻再び落としぶたをして、弱い中火で煮る。汁が少なくなるまで煮詰めたら、長ねぎを入れて、一煮立ちさせる。

「麹って生きているんだ」とわかるはず

63 甘　酒

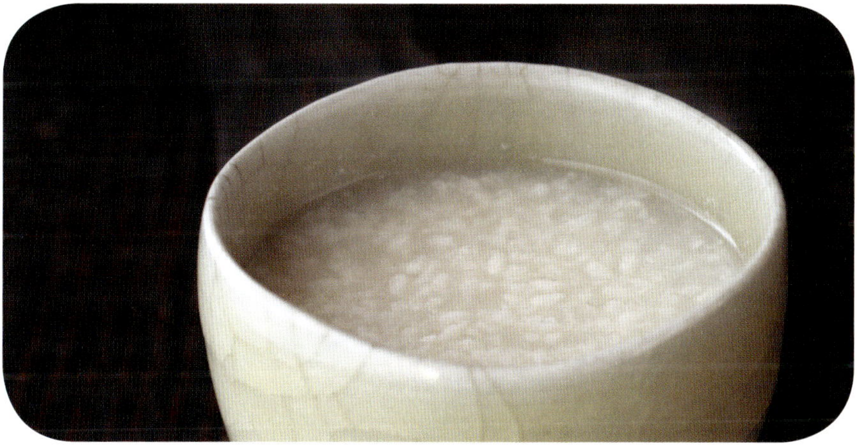

材料

米麹 300g
米 1/2 合
水 450ml(2 カップ 1/4)
塩 1 つまみ

一口アドバイス

自然な甘みで美味しいです。蜂蜜や黒砂糖を加えて、より甘くしてもいいでしょう。おとなは、すりおろした生姜を加えるのもおすすめです。

なお、❼に塩を加えれば漬け床になり、大根を漬けると、べったら漬けができます。肉や魚を漬ければ、麹漬けです。また、料理に大さじ 1 程度の甘酒を加えると、素材のうまみが引き出され、深い味に仕上がります。

作り方

❶米をよく洗ってからとぎ、ザルにあげて水気を切る。
❷炊飯器でおかゆ用の水加減をして、スイッチを入れる。
❸米麹を手でほぐす。
❹おかゆが炊けたら、冷たい水を混ぜて、60 度前後に下げる。
❺❹に麹を加え、ヘラで均一になるように混ぜ、表面を平らにならす。炊飯器のふたは開けたままにして上にタオルをかぶせ、保温スイッチを入れる。
❻ 1 時間半〜2 時間おきにかき混ぜながら、周囲に甘酒の匂いが漂い、甘みが出るまで 4〜5 時間保温して、発酵させる。
❼タオルを取り、ふたを開けたまま炊飯スイッチを入れる。ときどきかき混ぜながら、沸騰直前(約 90 度)まで 20 分くらい加熱し、塩を 1 つまみ加えてスイッチを止める。普通の鍋に移し変えて、加熱してもよい。
❽必要な量を小鍋に取り分け、水を加えて薄め、加熱して熱々を飲む。

甘すぎず、しょっぱすぎず、絶妙なうまさ

64 たくあん漬け

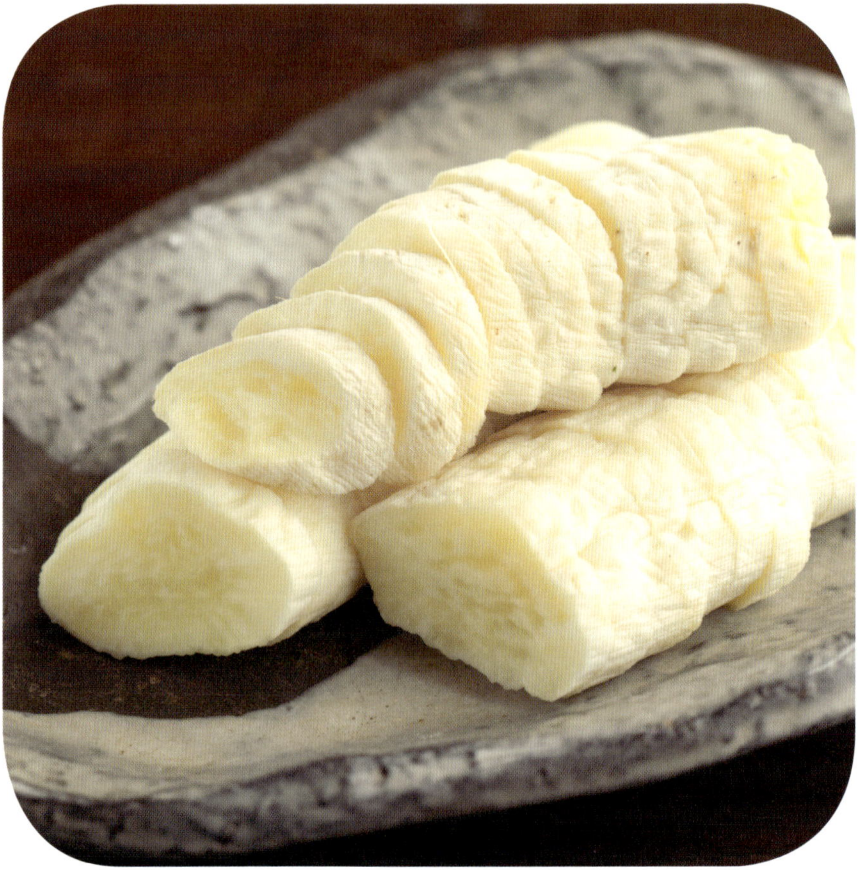

一口アドバイス

我が家ではポリポリ感があるたくあんが好みで、3 週間は干します。11 月末に漬けると、食べられるのは年末から正月です。また、発酵が進む(生きている)ので、少しずつ味が変わりますが、3～4月までは食べられます。

なお、集合住宅にお住まいの方は、ご近所に臭いが嫌われることが多いようです。樽をポリ袋ですっぽり覆うなどの気遣いをしましょう。

また、放射性セシウムの汚染が心配だったので、2011 年は柿の皮を使いませんでした。

材料

大根(細め) 20本(約8kg)
米ぬか 2kg
塩 300g
ざらめ 500g
昆布 20cm
唐辛子 3本
(あれば)柿の皮 10個分
干した大根の葉 10本分

作り方

❶大根を物干しざおなどにかけて1〜3週間干す。ときどき両端を持って曲げて、干し具合を見る。軟らかくしたいときは1週間、U字形になるような硬めの場合は3週間。

❷米ぬかに塩とざらめをよく混ぜ、幅1cmに切った昆布と唐辛子も混ぜる。

❸約30ℓの樽に❷をまんべんなく振り入れ、❶をできるだけぎっしり並べる。次に、大根が見えなくなる程度に❷を同様に振り入れ、(あれば)柿の皮をおく。さらに❶を並べ、残った❷を振り入れて、平らにする。

❹干した大根葉で❸をしっかり覆い、中ぶたをのせ、約20kgの重しを置く。

❺水が上がってきたら、重しを10kgに減らす。1週間経っても水が上がってこないときは、塩10gを入れた水1ℓを加える。

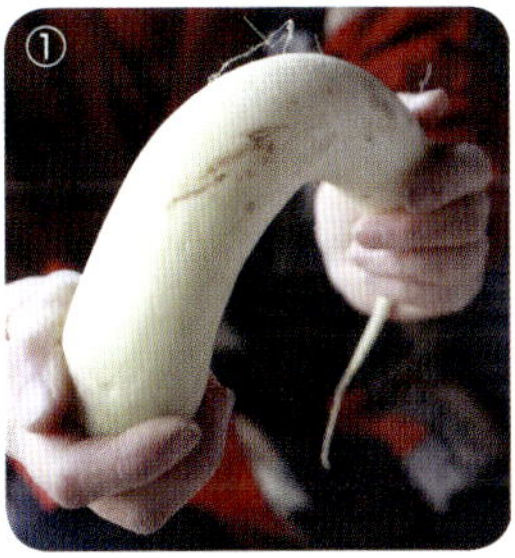

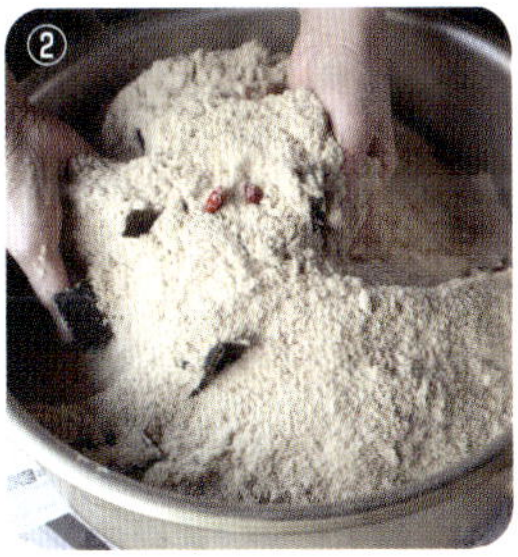

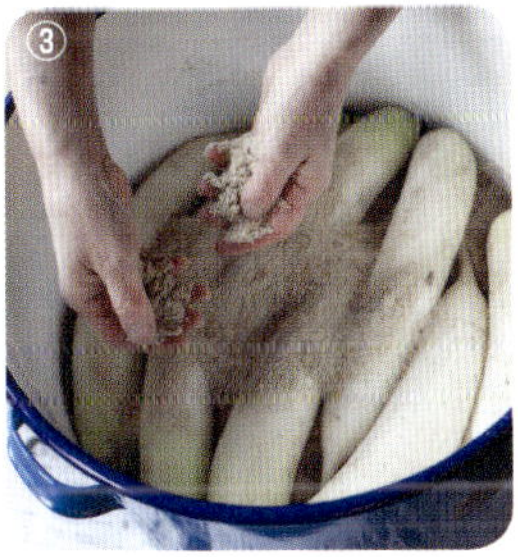

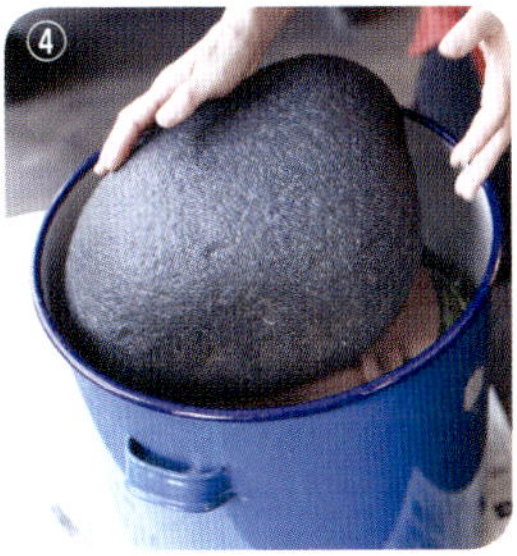

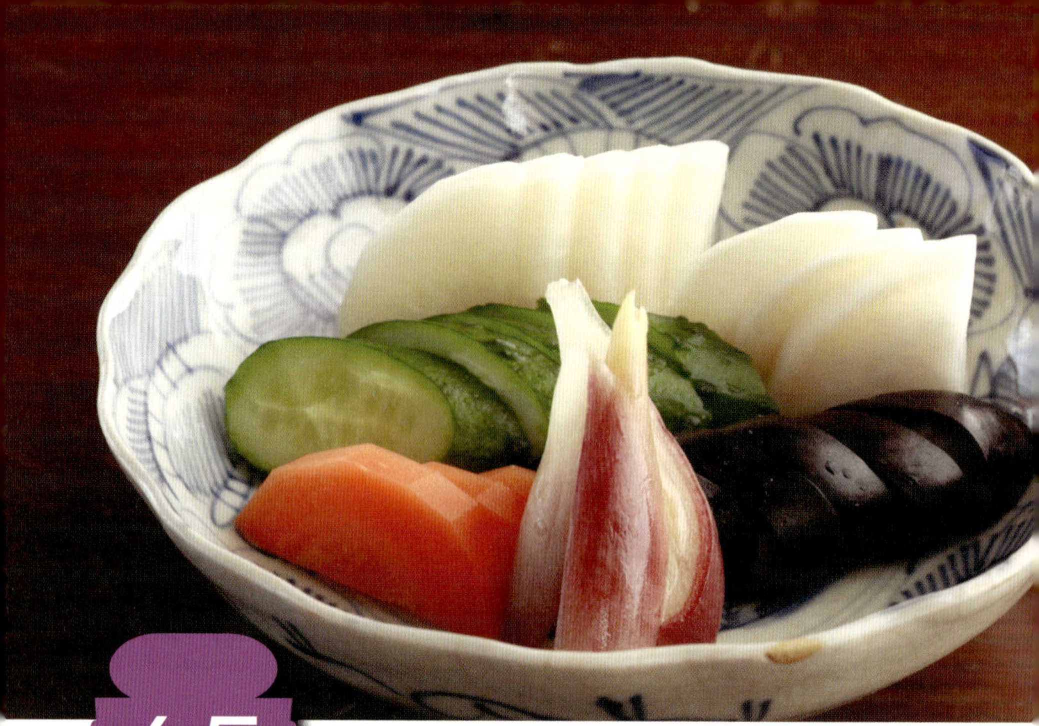

65

「お母さんの
漬物が一番」と
ほめられました

ぬか漬け

材料

米ぬか 500g
自然塩・粗塩 50〜70g
水 2.5〜3カップ
唐辛子 2〜3本
昆布 10cm
野菜くず(キャベツの外葉、大根の端切れ、人参のヘタ、カブや大根の葉など) 適量
キュウリ・なす・大根・人参・カブ・ミョウガなど 適量

容器

ふたができるホーロー製・陶製・ガラス製を使う。米ぬか 500g に対して約２ℓの容量が目安。また、野菜を入れて上下をよくかき混ぜるので、ぬか床の倍の高さが必要。塩分と乳酸菌があるので、鉄やアルミ、プラスティック製は避けること。

作り方

❶鍋に水を入れて火にかけ、沸騰したら塩を加え、木ベラで混ぜながら煮る。塩が溶けたら、火を止めて冷ます。
❷別の鍋に米ぬかを入れ、弱火で炒る。香ばしい匂いがして、薄いキツネ色になったら、火を止めて冷ます。
❸❷をボウルに入れ、唐辛子と昆布を加え、さらに❶を少しずつ加えて、手でかき混ぜる。❶は、耳たぶくらいの硬さになるまで加える。
❹❸に野菜くずを入れて漬ける(捨て漬け)。野菜くずはぬかに混ざりにくいので、包むように入れる。表面を平らにならす。
❺容器の周囲についたぬかはふきんできれいにふき取り、ふきんを表面にかぶせる。
❻ふたをして冷暗所に置く。

一口アドバイス

米ぬかは米屋さんで買えます。必ず放射性物質に汚染されていないものを選んでください。

野菜くずによる捨て漬けは、発酵を助け、塩分をまろやかにします。

本漬けのとき、大きいなすは半分に切って漬けましょう。小さいなすの場合も、縦に切り込みを入れ、ぬかをはさむと、早く漬かります。大根や人参を早く漬けるポイントは、皮をむいてから縦半分に切ることです。また、切り口を上にしてザルに並べ、1時間ほど陰干してから漬けると、水分が減り、歯切れがよくなります。夏は、朝に漬ければ夜には食べられます。それ以外の季節は翌日からです。

唐辛子は、ヘタと種を取り除きます。唐辛子には殺菌効果もあり、この程度の分量では辛くなりません。子どもも安心して食べられます。

よくかき混ぜるのは、雑菌の繁殖を抑え、乳酸菌の活動を助けるためです。乳酸菌は空気・酸素が嫌いで、酸素に触れると活発に増殖しません。そこで、酸素を嫌って底に沈んだ菌を上に、酸素が好きで表面に出たがる酵母を底部へと移動させるために、ぬか床の上下を入れ替えます。最後に表面を平らにならすのは、空気を抜くためです。

ぬか床は、漬けているうちに野菜の水分でゆるくなるので、ふきんを表面にかぶせて、容器の周囲をきれいにするとともに、余分な水分を吸い取ります。ぬかが酸っぱくなってきたら、底からよくかき混ぜ、①炒ったぬかを足す、②粉辛子を大さじ1〜2加える、③ゆで卵の殻を砕いて入れる、などを試してみてください。

旅行などで長く留守するときは、密封できるポリ袋にぬか床を入れて冷蔵保存します。また、しばらく漬けないときは、ぬか床の表面を強く押して平らにし、粗塩を厚めに敷き、ふたをして冷暗所に置いてください。次に使い始めるときに、粗塩とぬかを厚めに取り除き、よくかき混ぜます。

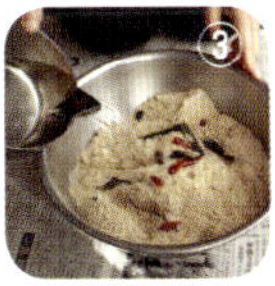

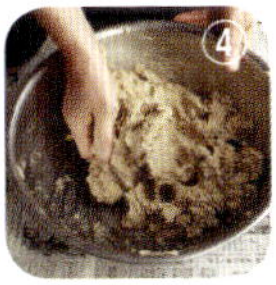

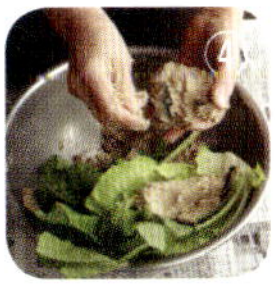
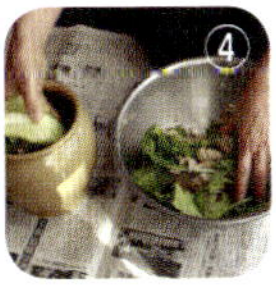

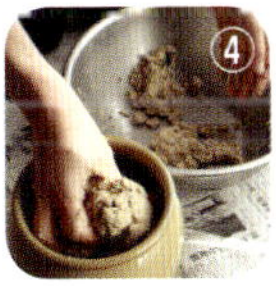

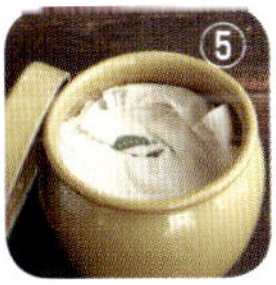

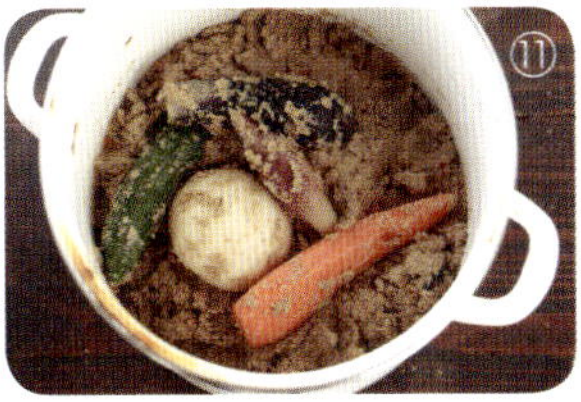

❼ 1日1回、容器の底からよくかき混ぜて、空気を入れるようにする。

❽ 2〜3日後に野菜くずを取り出す。野菜についたぬかはしごいて容器に戻し、野菜の水分をギュッと絞ってぬか床に加え、よくかき混ぜる。

❾野菜くずを新たに加えて、表面を平らにならし、❺と同様に容器の周囲についたぬかをふきんでふき取り、ふきんを表面にかぶせる。

❿乳酸菌が増え、野菜から水分が出て、塩分濃度が徐々に薄くなる。約1週間で、ぬか床らしいよい香りがしてくる。

⓫漬ける野菜（キュウリ・なす・大根・人参・カブ・ミョウガなど）の表面を塩（分量外）でこすり、ぬかに完全に埋め込む（本漬け）。塩でこすると野菜に傷がつき、芯まで早く漬かる。とくに、キュウリやなすは色よく漬かる。また、ぬかに塩分を補給できる。

⓬容器から野菜を取り出し、水でサッと洗ってぬかを落とし、食べやすく切る。

雑穀一粒を播けば、数千倍に増える生命力があります。完璧な栄養分が小さな粒に含まれ、不足する栄養分はありません。玄米を精白した白米と比べると、ビタミン、カルシウム、鉄分はじめ、ミネラルや食物繊維も豊富です。体内に十分なヨウ素やカリウム、カルシウムがないと、放射性物質が入り込み、内部被曝の危険性が高まります。毎日、雑穀類を食べるように心がけてみませんか。

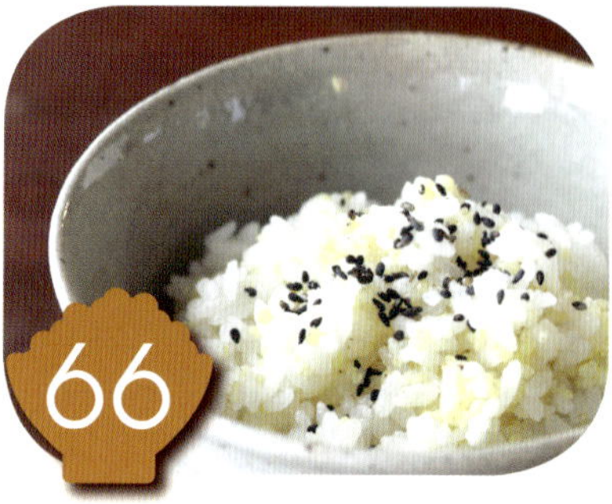

66

穀物を食べている実感があります

雑穀ご飯

材料

米 2合、きび 大さじ1、粟 大さじ1、炒り黒ゴマ・塩 各適宜

作り方

❶米をよく洗ってからとぎ、ザルにあげて水気を切る。きびと粟は目の細かいザルに入れてよく洗う。次に、水をたっぷり入れたボウルの中で、ゆすりながら手でかき回してよく洗い、ザルにあげて水気を切る。
❷米を炊飯器に入れ、水を炊飯器の2合の目盛りまで入れ、きびと粟を加えて炊く。
❸食べるときに黒ゴマ塩を振りかける。

一口アドバイス

目の細かいザルを使うと、粒がこぼれないので便利です。100円ショップで買えます。

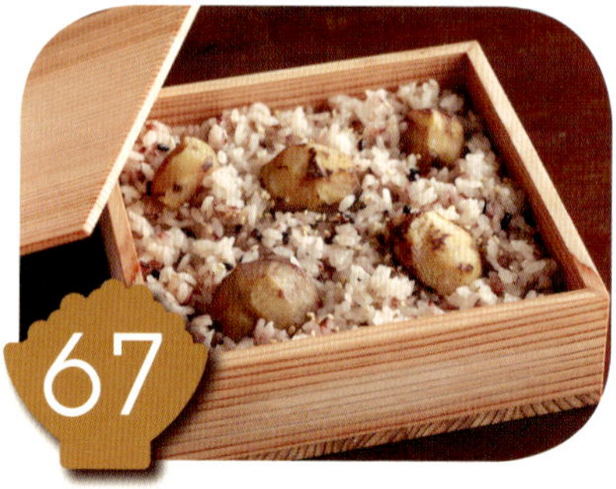

67

黒い色には特別な価値がありそう

黒米入り栗ご飯

材料

米 2合、黒米 小さじ1、栗(皮をむいた生) 12個、炒り黒ゴマ塩 少々

作り方

❶米をよく洗ってからとぎ、ザルにあげて水気を切る。黒米は目の細かいザルに入れて、よく洗う。次に、水をたっぷり入れたボウルの中で、ゆすりながら手でかき回してよく洗い、ザルにあげて水気を切る。
❷米を炊飯器に入れ、水を炊飯器の2合の目盛りまで入れ、黒米を加えて混ぜ、栗をのせて炊く。
❸食べるときに黒ゴマ塩を振りかける。

一口アドバイス

黒米は雑穀のなかで古代米として知られています。紫黒色の色素(ポリフェノールの一種アントシアニン)を含み、中国では古くから薬膳料理に使われてきました。

これだけで満腹・満足

68 きびのカレースープ

調味料を入れないで離乳食

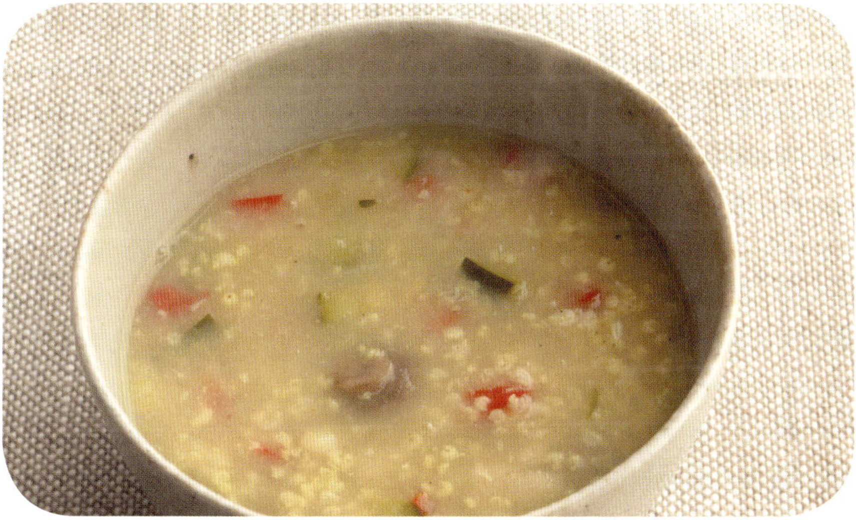

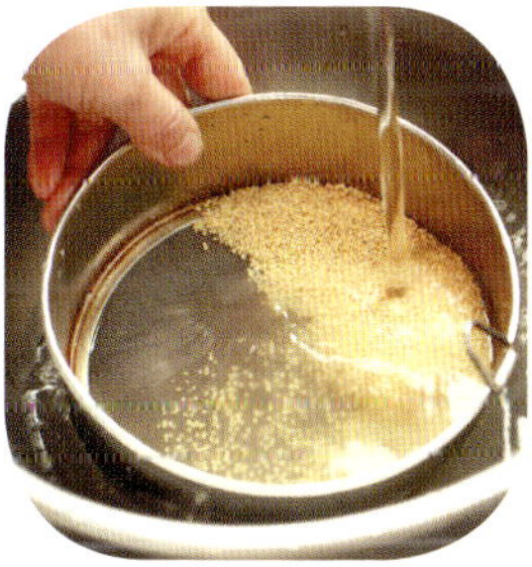

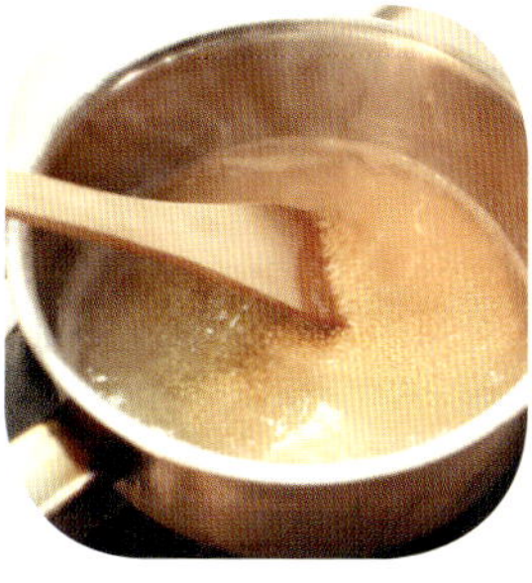

材料

きび 100g、ゆでた白いんげん豆 100g、赤ピーマン 2個、玉ねぎ 1/2 個、マッシュルーム 50g、ズッキーニ 150g、ニンニク 1かけ、水 5カップ、塩 小さじ1～2、コショウ 少々、ローリエ 4～5枚、カレー粉 小さじ1

作り方

❶きびを目の細かいザルに入れて、よく洗う。次に、水をたっぷり入れたボウルの中で、ゆすりながら手でかき回してよく洗い、ザルにあげて水気を切る。

❷野菜をよく洗う。玉ねぎ、ズッキーニ、ニンニクは、皮をむく。

❸種を取った赤ピーマン、玉ねぎ、マッシュルーム、ズッキーニを 1cm 角に切り、ニンニクはみじん切りにする。

❹鍋にきびと水 2 カップを入れ、木ベラでかき回しながら約 5 分強火で煮る。フツフツと沸いてきたら水 3 カップを足し、塩を加える。

❺ゆでた白インゲン豆、❸、ローリエを入れて 20 分煮込み、塩・コショウ、カレー粉で味を調える。

夜食に、おやつに、朝食に

69 きびのサラダ

離乳食

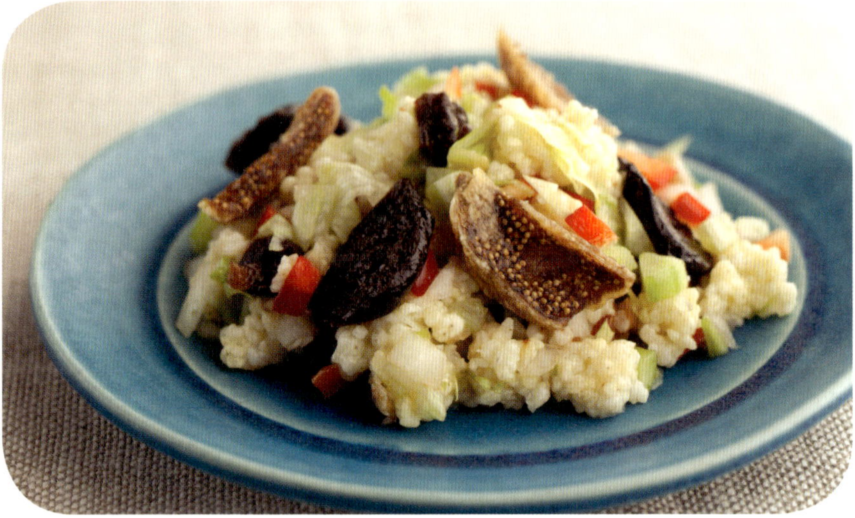

材料

きび 50g
レタス 3枚
キュウリ 1本
玉ねぎ 1/2 個
パプリカ(赤) 1/2 個
干しプルーン 50g
干しイチジク 5個
水 2カップ
酢 大さじ1
オリーブ油 小さじ1
塩 少々
白すりゴマ 50g
ゴマ油 50ml
醤油 大さじ3
酢 大さじ3
マヨネーズ 大さじ3

作り方

❶きびを目の細かいザルに入れて、よく洗う。次に、水をたっぷり入れたボウルの中で、ゆすりながら手でかき回してよく洗い、ザルにあげて水気を切る。
❷野菜をよく洗い、キュウリと玉ねぎの皮をむく。
❸鍋に❶と水を入れ、木ベラでかき回しながら強火で煮る。フツフツと沸いてきたら弱火にし、ふたをして 10～15 分煮る。
❹❸に、酢、オリーブ油、塩で下味をつける。
❺レタス、キュウリ、玉ねぎ、種を取ったパプリカは粗いみじん切りにする。プルーンとイチジク3個を飾り用に薄切りにし、イチジク 2 個は粗いみじん切りにする。
❻白すりゴマ、ゴマ油、醤油、酢、マヨネーズを混ぜ合わせて、ゴマドレッシングを作る。
❼❹、みじん切りにした野菜、イチジクを混ぜて皿に盛り付け、プルーンとイチジクを飾り、ゴマドレッシングをかける。

70 ねっとり、しっとり、味わい深い魅力
粟ぜんざい

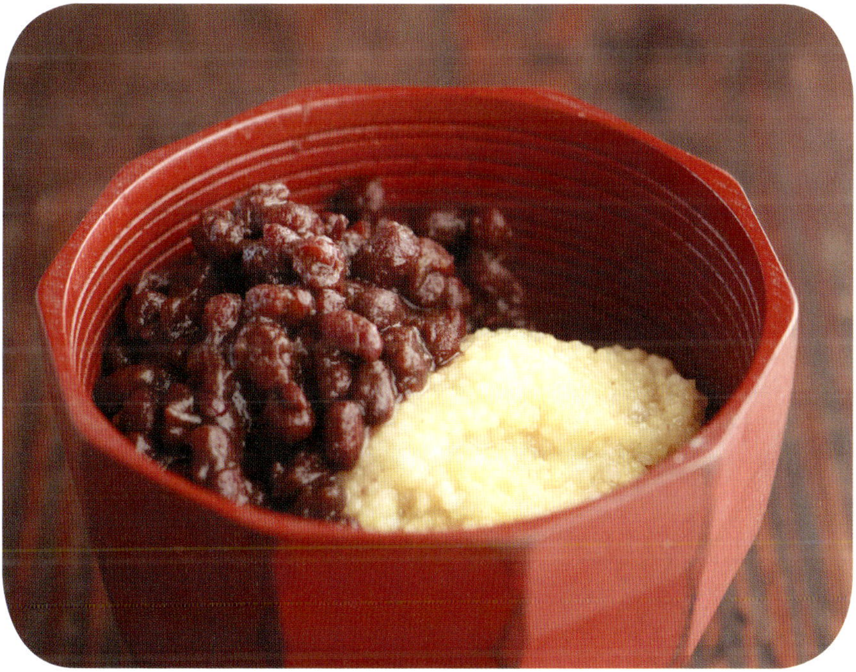

材料

もち粟 100g
水 2カップ
小豆あん 大さじ4
塩 少々

作り方

❶粟を目の細かいザルに入れて、よく洗う。次に、水をたっぷり入れたボウルの中で、ゆすりながら手でかき回してよく洗い、ザルにあげて水気を切る。

❷鍋に❶と水を入れ、木ベラでかき回しながら強火で煮る。フツフツと沸いてきたら弱火にし、ふたをして10〜15分煮て、塩を加える。

❸器に盛り、小豆あんを添える。

6　体調が悪いときの養生食

福島原発事故の当初から、牛乳や牛肉の汚染が問題になりました。すでに書いたように、チェルノブイリ原発事故後の子どもの甲状腺の病気の原因は牛乳だと指摘されています。牛乳や牛肉が汚染されているのは、牛が汚染された草を食べるからだけではありません。牛には胃袋が４つあり、腸が長いため、放射性物質が体内に入ると溜まりやすいからです。なかなか排出されず、内部被曝を受け続けてしまいます。では、人間はどうでしょうか？　食べたらすぐに出る・すぐに出す体になっているでしょうか？

最近、さまざまな原因で便秘が増えています。２～３日便通がないどころか、１週間以上も便通がない人もいるほどです。

22 ページで紹介した甲田光雄医学博士は、食べたものがすぐに出るような体になるために節食をすすめました。腹六分にすれば、快便・快調の体になるというのです。71 ～ 77 は、いま病的な状態にある体を改善するための食事です。次のような症状の方には、きっと役に立つと思います。ぜひ、試してみてください。

①食物の排出がうまくいかない、便秘が続く。
②１カ月に何度も風邪をひくなど、免疫力が落ちている。
③疲れやすい、よく眠れない、なんとなく体が重いなど、体調がすぐれない。
④血圧、血糖値、コレステロール値などが正常ではない。
⑤医者から何らかの病気を告げられている。

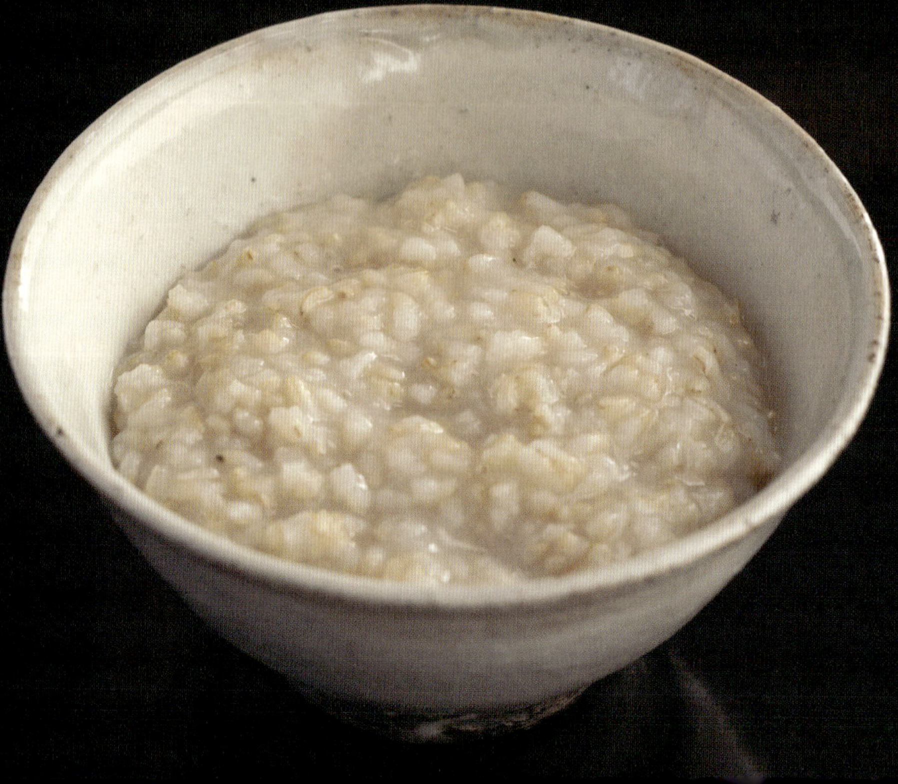

71

私はこれで
難病が治りました

青汁

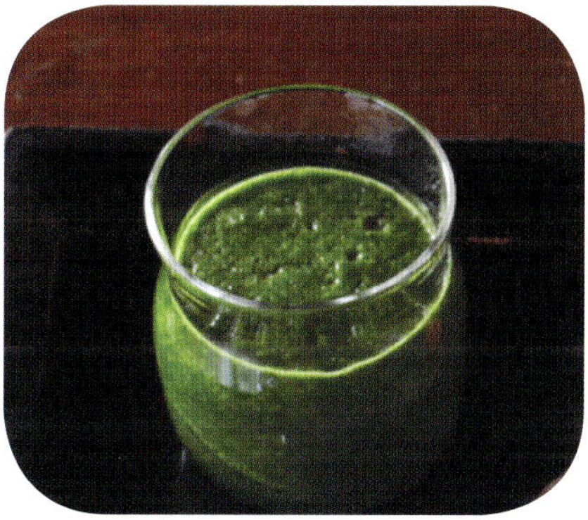

材料（１人分）

小松菜、カブの葉、白菜、キャベツ、ケール、フダン草、シソ、パセリ、モロヘイヤなどの青菜類５種類以上　150g
水　1/2 カップ
レモン汁　適宜

作り方

❶青菜類をよく洗う。
❷ミキサーに水を入れ、青菜類を少しずつ加えて撹拌する。好みでレモン汁を入れる。

一口アドバイス
ビタミンＣを酸化する酵素が含まれている人参やキュウリ、サポニンを含む生のえんどう豆やインゲン、臭いやアクの強い長ねぎ、玉ねぎ、野草は避けてください。ハコベ、ツユクサ、柿の若葉、あしたば、ユキノシタなどは入れても大丈夫ですが、ごく少量にしましょう。

72

「美味しい」と
思ってくれるまでが一苦労

子ども用青汁

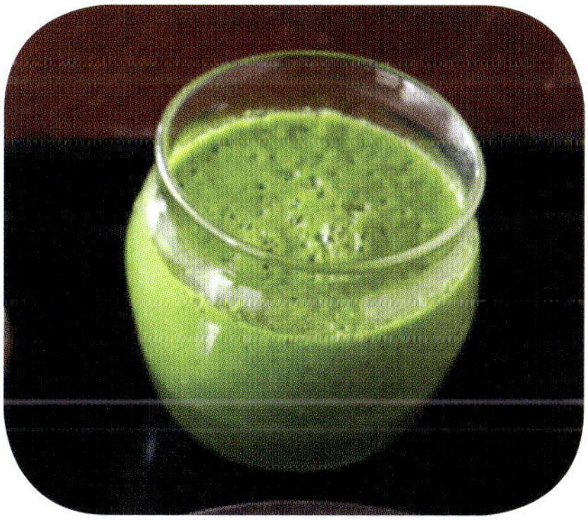

材料（２人分）

野菜　50g（カブの葉１個分、白菜１枚、サラダ菜１株、ブロッコリーの小房１～２個）、ミカン　半個、リンゴジュース　１カップ、蜂蜜または黒砂糖　小さじ１

作り方

❶野菜をよく洗う。
❷白菜やカブの大きい葉は適当な大きさにちぎる。ミカンは皮をむく。
❸ミキサーにリンゴジュースを入れ、ミカン、野菜を少しずつ加えて撹拌する。甘くしたいときは蜂蜜や黒砂糖を加えてもよい。

一口アドバイス
甘さが強すぎるときは、リンゴジュースと水を 1/2 カップずつにします。逆に、甘みが足りないときはリンゴジュースを追加したり、蜂蜜や黒砂糖の量を増やしてください。

73

体調が悪くなったら食べます

玄米クリーム

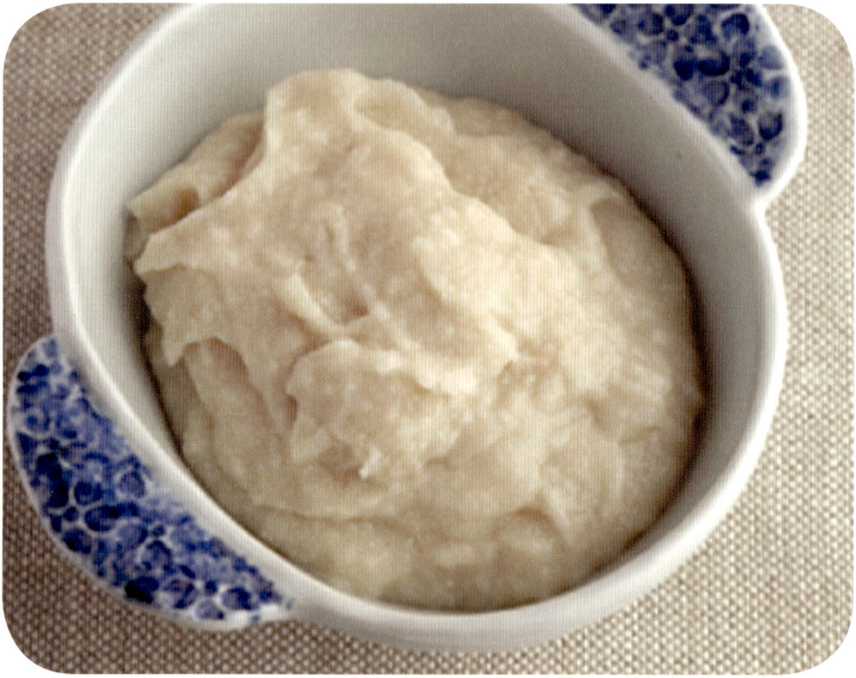

材料

玄米 100g
水 2〜3カップ
塩 少々

作り方

❶玄米をよく洗ってからとぎ、ザルにあげ、布に取って水気を切り、乾燥させる。
❷電動ミルなどで❶を1分撹拌して砕き、微粉末にする。
❸鍋に❷と水、塩を入れて中火にし、かき回しながら5〜10分煮る。沸騰してとろみが出たら、ふたをして、さらに弱火で10〜15分煮る。

一口アドバイス

電動ミルがないときはコーヒー豆を粉にするコーヒーミルを使ってください。コーヒーミルもなければ、玄米を炒って、すり鉢ですりつぶします。

玄米は栄養バランスにすぐれ、ミネラルや食物繊維も豊富ですが、放射性セシウムは白米より多く残留します。現時点では、普通の食事としては子どもにすすめられません。体調が悪いときに食べる場合も、セシウムが不検出とわかっている米を選びましょう。

74

甲田療法の基本食です

玄米三分粥

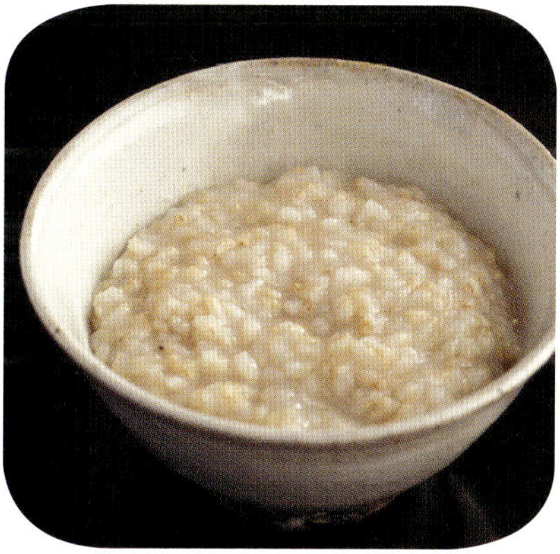

材料（2 人分）

玄米 70g、水 3 カップ、塩 適宜

作り方

❶玄米をよく洗ってからとぎ、ザルにあげて水気を切る。

❷圧力鍋に玄米と水を入れ、強火にかける。おもりが動き出したら弱火にし、25～30分炊く。

❸火を止めて、蒸気が抜けて自然にふたが開けられる状態まで 15 分くらい蒸らす。好みで塩を振りかける。

75

普通の鍋で簡単に炊けます

納豆入り玄米粥

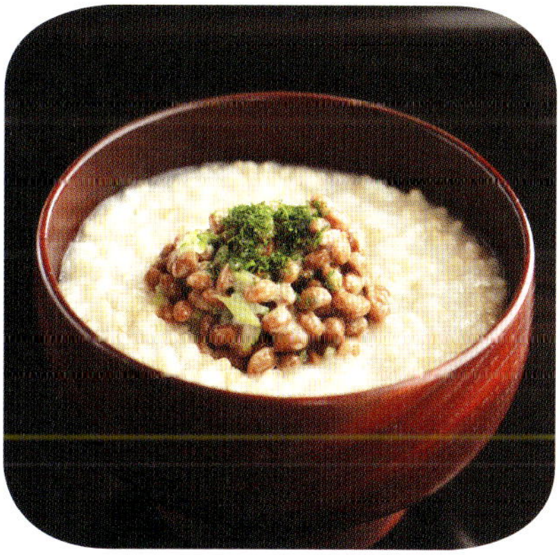

材料

玄米 100g(2/3 合)、納豆 1 パック、水 2～3 カップ、塩 少々

(好みで)長ねぎ・青海苔・焼き海苔　適宜

作り方

❶玄米をよく洗ってからとぎ、ザルにあげ、布に取って水気を切り、乾燥させる。

❷電動ミルなどで❶を 15～20 秒撹拌して砕く。

❸鍋に❷と水、塩を入れて中火にし、かき回しながら 5～10 分煮る。沸騰してきたら、ふたをして吹きこぼれないようにし、弱火で 10～15 分炊く。

❹炊き上がってから、納豆をのせ、好みで刻んだ長ねぎを添える。青海苔や焼き海苔を散らしても、美味しい。

一口アドバイス

布海苔《ふのり》入りも美味しいです。布海苔は岩に付着している海草で、全国の海岸で広く見られます。かつては糊として使われてきました。最近は免疫力増強作用があるという理由で、見直されてきています。

76

体調管理のために玄米粉を食べています

生菜食療法の献立

生の玄米粉、豆腐（薬味なし）、青汁→ 71 参照、人参ジュース→ 19 参照、塩

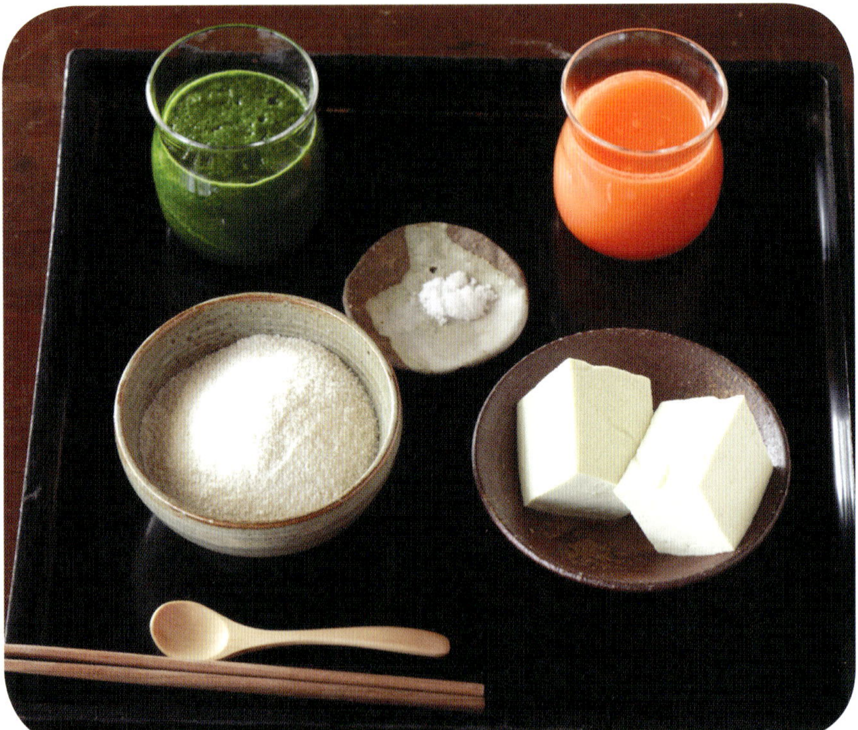

〈生玄米粉〉

材料

玄米 100g

作り方

❶玄米をよく洗ってからとぎ、ザルにあげ、布に取って水気を切り、乾燥させる。
❷電動ミルなどで❶を１分間撹拌して微粉末にする。

一口アドバイス

生玄米粉はスプーンですくい、そのまま、よくかんで食べます。自然の甘みがあるのがわかるでしょう。よくかんで食べることが大切です。玄米ご飯と比べて、便通に驚くほどよく効きます。

塩は青汁に入れたり、豆腐にかけます。もちろん使わなくても OK。私は使いませんが、豆腐にかけて食べる人は「最高に美味しい」と言います。胃腸の弱い人は、青汁に塩を入れて飲むのがおすすめです。

77

よーくかんで、食べましょう

玄米食養生法の献立

玄米五分粥または玄米ご飯、豆腐半丁（薬味）、人参とれんこんの煮物、青汁→71参照

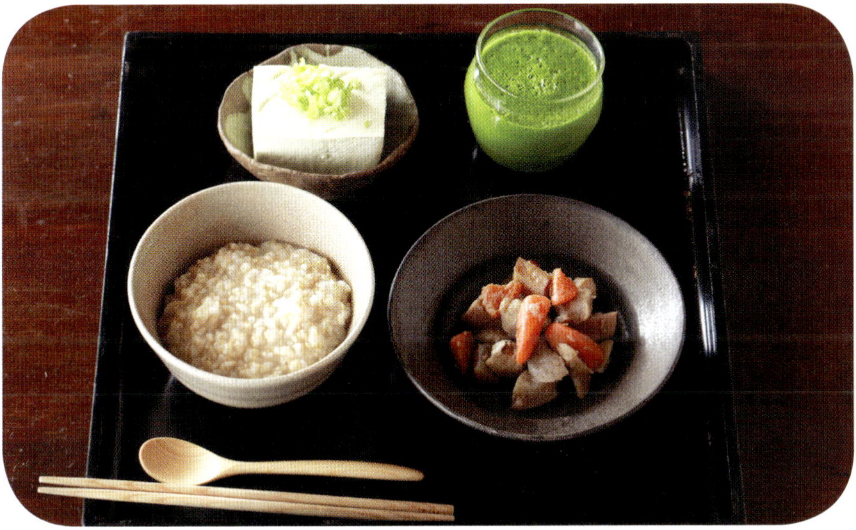

〈玄米五分粥〉

材料（2人分）

玄米 90g、水 3カップ、塩 適宜

作り方

❶玄米をよく洗ってからとぎ、ザルにあげて水気を切る。
❷圧力鍋に玄米と水を入れ、強火にかける。おもりが動き出したら弱火にし、25～30分炊く。
❸火を止めて、蒸気が抜けて自然にふたが開けられる状態まで15分くらい蒸らす。好みで塩をふりかける。

〈人参とれんこんの煮物〉

材料

人参 100g、れんこん 100g、ごぼう 50g、昆布だし汁 1/2カップ、みりん 大さじ2、塩 小さじ1/2、酒 大さじ1、醤油 大さじ1

作り方

❶人参、れんこん、ごぼうをよく洗って、皮をむく。
❷人参、れんこん、ごぼうを乱切りにする。水から硬めに約5分ゆでて、ゆでこぼし、ザルにあげて水気を切る。
❸鍋に昆布だし汁と❷を入れ、煮立ったらみりん、塩、酒、醤油を入れ、軟らかくなるまで煮る。

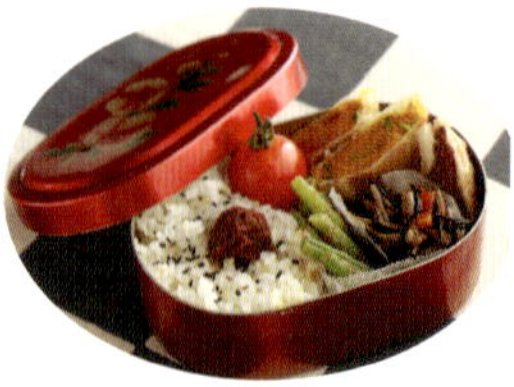

子どもを放射能から守る レシピ77

2012年3月11日・初版発行
著者●境野米子
写真●永野佳世

発行者●大江正章
発行所●コモンズ
東京都新宿区下落合1-5-10-1002
TEL03-5386-6972 FAX03-5386-6945
振替 00110-5-400120

info@commonsonline.co.jp
http://www.commonsonline.co.jp/

装丁・本文デザイン／クローゼット月乃南

印刷／東京創文社　製本／東京美術紙工
乱丁・落丁はお取り替えいたします。
ISBN 978-4-86187-089-7 C0077